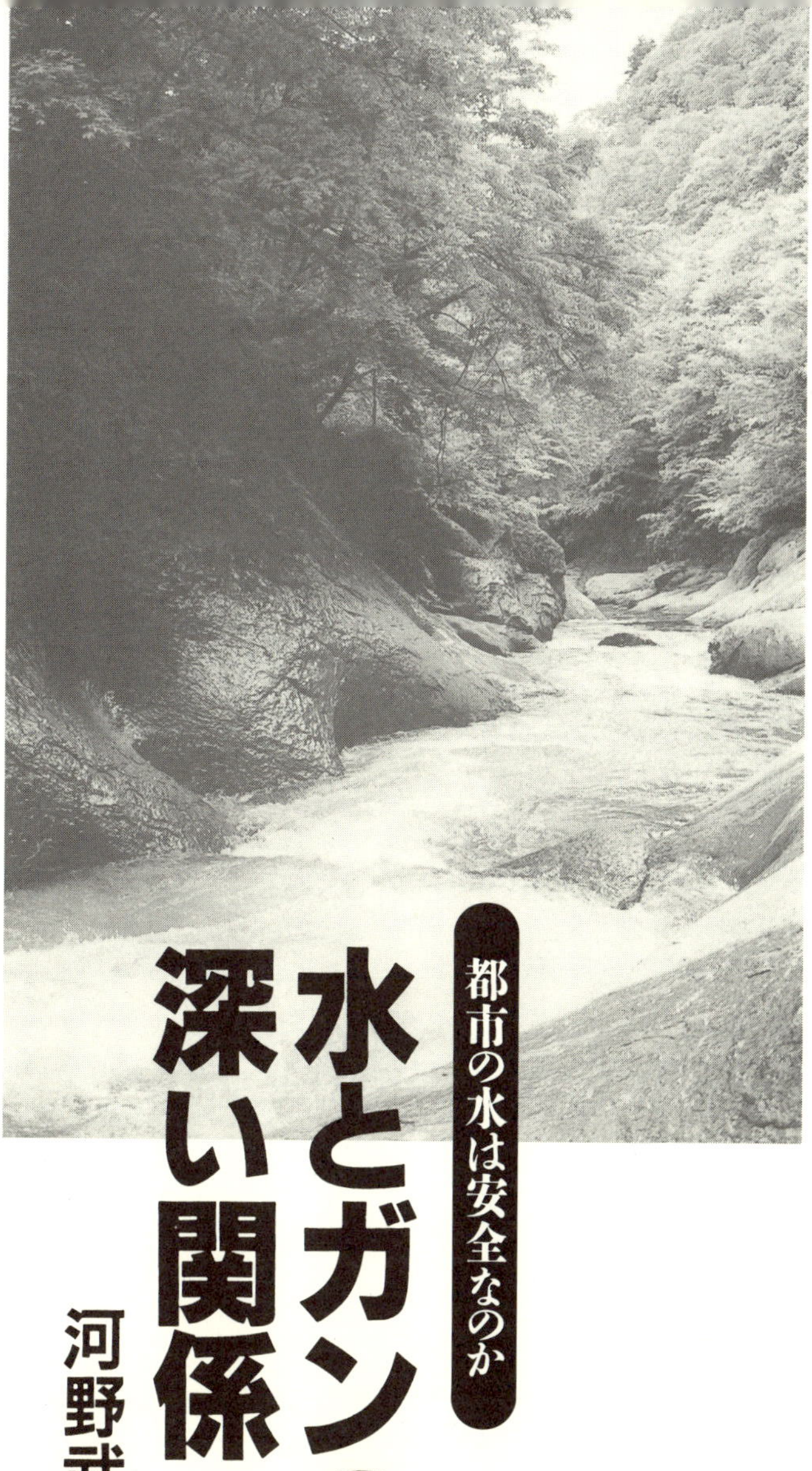

水とガンの深い関係

都市の水は安全なのか

河野武平

コモンズ

水とガンの深い関係●もくじ

第5章　乳ガンの多い地域・少ない地域

装丁●林佳恵

第1章

ガンには地域性がある

◆名水の里の危機

福井市から越美《えつみ》北線に乗り約五〇分。北陸の小さな盆地に位置するのが、人口約三万九〇〇〇人の大野市だ。織物のまちとして知られるが、冬の京料理に欠かせない里芋の一種、大野芋の産地でもある。形が美しく、煮くずれが少なく、独特のうま味は、この地の土壌と水から生まれる。

里芋栽培に向くのは、粘土質が混ざる赤土で、夏の高温時でも乾燥せず、地下水が安定している地域だ。大野盆地は、こうした条件を満たしている。しかも、「福井県大野の水を考える会」を中心とする地下水を守る市民運動が活発に行われ、二〇〇一年には同会が「明日への環境賞」(朝日新聞社主催)を受賞した。市内の湧水は、環境庁(当時)の名水百選にも選ばれている。

北東にそびえる霊峰白山《はくさん》から大野市までは人家も少なく、自然が残され、伏流《ふくりゅう》水が名水として尊ばれている。一般に、湧水が湧き出す地域にはお社《やしろ》が多い。市内にあるお社は白山神社だけで三〇カ所を超え、すべてを合わせると五〇カ所以上にもなる。小さな市にこれほどのお社がある例を筆者は知らない。日本百名山の一つである白山と名水百選の湧水がまさに一体となった場所といえる。

ところが、この名水のまちに異変が起きていた。それを筆者が知ったきっかけは、二〇〇一年の夏。夕涼みがてらに訪れた理髪店でのことである。待ち時間に何気なく手にした『週刊朝日』（二〇〇一年八月一七・二四日合併増大号）をめくっていると、「『水の里』大野の危機」という見出しが飛び込んできた。そこには、社会評論家・高杉晋吾氏の取材記事が掲載されていた。

「大野市の水源地にある採掘を休止した鉱山に、大量のごみの焼却灰が投棄されている」という投書にもとづき現地調査したのが、記事の概要である。初めは、「まさか、そんなバカなことが」と思った。大野市では、市民の多くが地下伏流水を生活用水としている。そうした地域で、よりによって、水源となる川の上流にある鉱山にごみの焼却灰を投棄するなど、通常では考えられない。

しかも、深刻なのは、ここに投棄された廃棄物に何が含まれているのか不明なことだ。それを明確にするには、掘り起こして調査しなければならない。わかっているのは、焼却灰が旧鉱山の坑道に廃棄されているという事実のみである。

『週刊朝日』は前後三回にわたり、高杉氏の現地取材を掲載した。一連の記事によると、廃棄物投棄は大野市内の処分場が満杯になった一九八六年から始まり、福井市などの焼却灰も含めて〇一年までに合計二一万トンが廃棄されたという。かつての坑道がごみ処理場として「有効利用」されているのである。その鉱山は日本亜鉛中竜《なかたつ》鉱山で、八七年までおもに亜鉛を採掘してきた。抗口の多くは笹生《ささお》川流域にあり、大野市民が飲む地下伏流水は、笹生川が流れ込む真名川流域に沿っている。

この時点ですでに一五年も投棄が続いているのだから、何らかの病気の増加が起きているにちがいない、と筆者は直感した。

日本のごみ焼却場でダイオキシンが検出されたのは、八三年。焼却灰にダイオキシンが多く含まれる可能性が高いことは、当時の厚生省も認識していた。ところが、翌八四年には、なんと「安全宣言」を行っている(『ダイオキシン・ゼロを目指す―スウェーデンの環境政策―』NPO法人日本子孫基金発行のポスター)。つまり、焼却灰から検出される可能性を認めながら、「安全性に問題」なしとしたのである。

言うまでもないが、現在ではダイオキシンの危険性は周知の事実だ。それも、古いものほど高温で焼却されておらず、危険性が高い。古い坑道に焼却灰を廃棄しているのが事実であれば、地下水を守る市民運動も無になってしまう。

◆肝臓ガンの死亡者が激増

『週刊朝日』の記事を読んで衝撃を受けた筆者は早速、福井県と大野市の肝臓ガン・乳ガンの死亡者数に関する過去九年分(九〇〜九八年)のデータ(福井県については厚生省『人口動態統計』、大野市については『福井県各市町村別死因別死亡数』)を取り寄せた。この調査には、どのような原因で人が死亡したかがまとめられている。

さまざまな病気による死亡者数は、年齢五〇歳以上の人口一〇万人あたりの数字を指標とするべきである。この年齢になると、免疫力の低下やホルモンバランスの変化が明確になり、ガンをはじめ病気を誘発しやすいからである。

九〇年から九四年までは、肝臓ガン・乳ガンともに大野市の五〇歳以上の人口一〇万人あたりの死亡者数は福井県の平均以下だった。ところが、九五年から肝臓ガンの死亡者数が県平均を超え始め、全国一高い大阪市をも超えているのだ。九八年には、五〇歳以上の人口一〇万人に対して、肝臓ガンの死亡者数は一五三・八人となっており、全国平均の七二・二六人よりはるかに高い。

次に、福井県全体と大野市の関係を見ていこう。

九四年には、福井県全体の肝臓ガン死亡者数のうち大野市の占める割合は、五・六％(九人)。ところが、九六年には一〇・五％(二〇人)、九八年には一二・〇％(二六人)と、比率も人数も激増している(表1)。この四年間で、福井県全体では一六〇人から二一六人と五六人増えた。これに対して大野市では一七人も増え、県全体の増加分の三割をも占めているのだ。

大野市の五〇歳以上の人口は一万六九〇五人で、福井県全体の五・四％にすぎない(九八年)。九四年の五・六％という比率は自然だが、九八年の一二・〇％は明らかに異常であり、人為的な原因が働いていると判断せざるをえない。

また、乳ガンの死亡者数は九七年に突出した増加を示した。これも、自然増の範囲を大きく超えている。

鉱山路地に捨てられた焼却灰が地下水を汚染し、ガン死亡者の激増に結びついた可能性を認識しなければならない。

表1　福井県と大野市の肝臓ガン・乳ガン死亡者数(人)と大野市の占める割合(％)

年	福井県		大野市	
	肝臓ガン	乳ガン	肝臓ガン	乳ガン
94	160	49	9(5.63)	1(2.04)
95	197	44	17(8.63)	0(0)
96	191	50	20(10.47)	0(0)
97	202	63	23(11.39)	7(11.11)
98	216	52	26(12.04)	4(7.69)

◆危機意識の薄い行政・政治

明らかな異変に気づいた筆者は、これらのデータを大野市当局に提出した。さらに、水質調査と調査費用予算化の必要性を「福井県大野の水を考える会」をとおして市会議員たちにも重ねて提案している。だが、行政も議会も反応はきわめて鈍かった。危機意識が薄いと言わざるをえない。

両者は、環境問題を経済コストから考える視点に欠けているのではないだろうか。環境保全とは、決して理想主義的な理念だけではない。環境の悪化を防いで国民や市民の健康を維持することは、実に現実主義的な政策なのである。たとえば、環境政策で世界のトップクラスをゆくスウェーデンの取組みについて、スウェーデン大使館で環境・エネルギー問題を担当していた小沢徳太郎氏は、おおむね次のように指摘している。

「スウェーデンは、長年にわたって築き上げてきた高度な福祉社会を柱として成り立っている。いま環境政策に重点をおくのは、福祉国家を維持・発展させるためには環境保護が必要だからだ。環境の悪化によって健康を害する人が増えれば、福祉社会にとって莫大なコスト増をもたらす。冷静にコスト計算をすると、環境汚染の予防に時間と資金をかけることは、安上がりである。スウェーデンは、きわめて現実主義の国なのである」(『21世紀も人間は動物である――持続可能な社会への挑戦　日本vsスウェーデン』新評論、一九九六年)。

伏流水の水源地域に汚染物質が投棄されているのを長年放置してきた大野市は、非現実主義的な行政を行ってきたと言えるだろう。そもそも焼却灰を処理する場所の決定に際して、当初は環境アセスメントを行わず、四年後に行われたアセスメントの報告書でもダイオキシンにはふれられていない。そして、「水質に影響なし」としているのだ。何を根拠に水質に影響が出ないと判断したのか、大きな疑問がある。

大野市における伏流水の水質とダイオキシンの関係を調査するには、最低年間一二回、三〇地点の調査が必要である。日本は降水量が多く、気温の変動も比較的激しい。そのため、厚生労働省が定めた水質基準では、おもな物質については月一回の水質調査が必要とされている(五八ページ参照)。しかも、大野市のように背後に山を控えた複雑な地形の場合は、三〇地点程度は調査しなければ正確なデータとは言えない。

なお、一般にダイオキシンと呼んでいるが、正確にはダイオキシン類と表現すべきで、約二一〇種類も存在している。そして、動物実験では発ガン性が明白である。九四年のアメリカ環境保護庁の報告によると、ダイオキシンの摂取量が体重一キロあたり一日一ピコグラム(一兆分の一グラム)増えただけで、一万人あたりのガンによる死亡者が一七～二七人も増加すると推定されているほどだ（槌田博『ダイオキシンの原因を断つ』コモンズ、一九九九年）。早急な調査が望まれるのは、いうまでもない。

ただし、これだけの調査をする費用は莫大である。一回の検査には約一五万円かかる。主要なダイオキシンを一五種類として、年間一二回、三〇地点で行うと、八億一〇〇〇万円が必要になる。行政が環境に配慮しないと、いかに財政支出が多くなるかがよくわかるだろう。

日本では、行政も政治家も市民の健康と生命を守る意識が希薄である。筆者は、納税の義務とは何かをいつも疑問に感じてしまう。納税の義務に対応すべき行政・政治の怠慢が際立っているからだ。市民が不健康になれば、財政的負担が重くのしかかることが認識されていない。地方交付税に依存仕切った地方行政の欠陥でもある。

◆特定地域にガンが集中する

大野市民の健康にはっきりした影響が現れたのは、焼却灰を含む廃棄物が不法投棄され出して九年目である。したがって、投棄が早急に中止され、除去されたとしても、少なくとも九年間は健康被害が拡大する可能性が高い。そして、不法投棄は決して大野市だけの問題ではない。各地で同様な廃棄物処理が行われている。しかも、その多くは放置に等しい状態であり、危険性すら市民に伝えられていない。

名水の里・大野市の危機が私たちに警告するのは、表1（一一ページ）から明確にわかるように、ある一定地域にガンの死亡者が集中するという重大な事実である。全国のガンによる死亡者数のデータをしっかり読んでいくと、飲料水の水質と深い関係があることがはっきりしてくる。それを明らかにするのが、本書の最大のテーマである。

日本における最大の死因はガンだ。九九年の『人口動態統計』によると、二九万五五六人がガン（この統計の用語では悪性新生物）によって死亡している（『人口動態統計』については二〇〇一年一二月に二〇〇〇年版が出たが、本書では九九年版を使用した。傾向に大きな変化はない）。ほぼ三人に一人がガンで亡くなっていることになる。その数は多い順に次のとおりである。

肺ガン＝五万二一七七人、胃ガン＝五万六七六人、大腸ガン＝三万五三六三人、肝臓ガン＝三万三八一六人、すい臓ガン＝一万八六五四人、胆のうガン＝一万四八九七人、乳ガン＝八九四九人。

なお、二〇〇〇年は二九万五四八四人が亡くなり、右の順番は変わっていない。参考までに、ガンによる死亡者数の年齢分布を表2に示した。

表2　おもなガンによる死亡者数の年齢別分布（99年）

	肺ガン	胃ガン	大腸ガン	肝臓ガン	胆のうガン	乳ガン	すべてのガン
0～49	3.16	5.40	4.66	3.51	2.05	19.95	5.51
50～54	3.57	4.78	5.19	4.74	2.37	14.75	4.93
55～59	5.81	6.88	8.16	7.91	4.61	15.06	7.19
60～64	8.19	9.95	10.27	13.68	7.46	12.27	10.01
65～69	14.40	13.79	13.69	21.53	11.66	10.49	14.37
70～74	19.57	16.08	15.64	19.47	16.58	8.98	16.68
75～79	17.69	14.21	13.97	12.99	17.83	7.03	14.64
80～84	14.67	13.34	12.69	8.96	17.76	4.96	12.78
85～89	9.34	10.34	10.48	5.15	13.23	4.12	9.35
90～	3.57	5.22	6.03	2.03	6.44	2.41	4.53

（注）肺ガンは気管、気管支及び肺の悪性新性物、大腸ガンは直腸S状結腸及び直腸の悪性新性物の合計である。また、肝臓ガンは肝及び肝内胆管の悪性新性物、胆のうガンは胆のう及びその他の胆道の悪性新性物と原典では発表されているが、以下の表を含めて一般的な表現とした。
（出典）厚生省大臣官房統計情報部編『人口動態統計平成11年』（厚生統計協会、2001年）より筆者作成。

ところで、厚生労働省が発表している統計では、人口一〇万人に対する死亡率が記載される場合が多い（たとえば、九九年の『人口動態統計』では肺ガン四一・六人、胃ガン四〇・四人、肝臓ガン二七・〇人）。しかし、こうした統計では正確な死亡率や地域別の死亡率はわからない。

なぜなら、日本の人口構成においては、団塊の世代と呼ばれる五〇歳代の比率が飛び抜けて高く、アンバランスな分布になっているからだ。また、大都市ほど団塊の世代が占める比率が高く、五〇歳代以上の人口に占める五〇歳代（五〇～五九歳）の地域ごとの差が激しい。たとえばもっとも低い鹿児島県は三〇・三％、もっとも高い埼玉県は四七・四％、全国平均は三九・二％となっている（表3）。したがって、この団塊の世代の地域差をそのままにして全人口や五〇歳代以上の人口を基準に死亡者数を比べても、正しい結果とはならない。

この点を考慮して作成したのが、表3である。五〇歳代以上の人口に占める五〇歳代の比率を全国一律（三九・一九％）に調整したうえで、五〇歳代以上の人口一〇万人あたりのガン死亡者数を計算した。

まず、全国で二九万五五六人がガンで亡くなっているから、その一〇万人あたり死亡者数は次のようになる。

290,556÷（46,797,860÷100,000）＝620.87

この方法によると、五〇歳代以上の人口一〇万人あたりの都道府県別のガン死亡者数では、全国一が大阪府の七二八・六人、最少は長野県で五〇〇・五人となった。すなわち、大阪府では二万四五三人、長野県では五一七二人がガンで亡くなっているから、その一〇万人あたりの死亡者数はそれぞれ次のようになる。

$$20,463 \div 3,144,548 \times \frac{43.90}{39.19} \times 100,000 = 728.78$$

$$5,172 \div 896,247 \times \frac{33.98}{39.19} \times 100,000 = 500.48$$

正確には、こうした計算は五〇歳代以上のガン死亡者数をもとに計算しなければならな

表3　人口の年齢別構成を考慮したガンの50歳代以上の人口10万人あたり死亡者数

都道府県	50 歳代以上の人口	50 歳代以上の人口に占める 50 歳代の割合	人口 10 万人あたりのガン死亡者数	都道府県	50 歳代以上の人口	50 歳代以上の人口に占める 50 歳代の割合	人口 10 万人あたりのガン死亡者数
北海道	2,155,939	38.32	**628.8**	滋賀県	457,109	39.48	604.4
青森県	582,354	35.81	604.0	京都府	979,010	39.96	**649.9**
岩手県	578,578	33.13	526.5	大阪府	3,144,548	43.90	**728.6**
宮城県	827,292	36.74	605.9	兵庫県	2,041,041	40.23	**650.8**
秋田県	522,282	31.74	567.3	奈良県	534,127	41.23	**637.4**
山形県	518,782	30.90	545.9	和歌山県	447,158	35.39	598.0
福島県	813,317	33.18	555.1	鳥取県	250,329	32.74	549.2
茨城県	1,071,484	40.21	**623.4**	島根県	336,845	30.40	534.9
栃木県	720,311	38.76	610.2	岡山県	780,091	36.18	561.6
群馬県	762,218	38.54	577.0	広島県	1,100,811	38.39	**631.1**
埼玉県	2,305,996	47.41	**658.1**	山口県	659,856	34.82	583.2
千葉県	2,045,141	45.33	**648.2**	徳島県	343,195	33.89	537.4
東京都	4,236,501	40.89	**629.6**	香川県	419,798	35.54	542.0
神奈川県	2,839,432	44.65	**651.7**	愛媛県	620,006	34.66	552.8
山梨県	336,827	35.05	556.5	高知県	356,405	33.36	550.0
長野県	896,247	33.98	500.5	福岡県	1,801,198	38.38	**678.1**
新潟県	1,002,008	33.72	566.5	佐賀県	336,717	33.30	605.4
富山県	465,158	36.97	606.8	長崎県	599,918	33.40	592.3
石川県	451,371	38.45	**626.1**	熊本県	735,259	32.58	509.7
福井県	322,960	34.67	555.0	大分県	507,336	33.95	542.0
岐阜県	806,046	38.57	599.2	宮崎県	463,985	33.79	512.5
静岡県	1,417,029	39.13	574.6	鹿児島県	722,756	30.29	511.9
愛知県	2,390,650	43.35	**637.0**	沖縄県	372,907	36.29	521.7
三重県	718,890	37.35	563.9	全国	46,797,860	39.19	620.87

（注）太字は全国平均より高い数値である。
（出典）人口は住民基本台帳による1999年の人口、50歳代以上の人口10万人あたりのガン死亡者数は筆者の計算による。

い。しかしながら、都道府県別の死亡年齢別データは入手できなかった。実際には、このデータがなければ『人口動態統計』は完成しない。厚生労働省は内部データとして保存していながら、公開しないのであろう。複数の都道府県に問い合わせてみたが、死因の分類に厚生労働省とは違いがあり、有効なデータとしては使用できなかった。そこで、ややアバウトにはなるが、すべての年齢のガン死亡者数をデータとして用いた。

全国の五〇歳代以上のガン死亡者数は二七万四五二五人であり、これを用いると、五〇歳代以上の人口一〇万人あたりガン死亡者数は五八六・六二人となる。その差は五・五％なので、全体的傾向を判断するにはさしつかえない。

本書では、以下とくに断りのないかぎり、この計算方式を採用している。

この計算によると、四大ガンの五〇歳代以上の人口一〇万人あたり死亡者数は、次のとおりだ（二四ページ表5参照）。

肺ガン＝一一一・五人
胃ガン＝一〇八・三人
大腸ガン＝七五・六人
肝臓ガン＝七二・三人

なお、乳ガンの場合は、実質的にかかりやすい四〇歳代以上の女性の人口をもとに計算

表４　政令指定都市と東京 23 区のおもなガンの 50 歳代以上の人口 10 万人あたり死亡者数

	全ガン	肺ガン	胃ガン	大腸ガン	肝臓ガン	乳ガン
札幌市	652.6	123.2	99.1	83.0	60.1	30.0
仙台市	678.0	115.5	**120.1**	**97.1**	58.2	31.5
千葉市	663.0	**124.5**	117.0	86.9	73.1	23.8
東京 23 区	665.5	114.3	111.8	86.9	74.3	**36.4**
川崎市	677.3	117.2	**130.6**	**89.4**	73.8	30.5
横浜市	647.6	109.5	111.5	85.8	72.0	29.6
名古屋市	654.1	**129.7**	112.9	**87.1**	80.3	30.2
京都市	672.2	123.1	115.3	86.3	80.8	**37.1**
大阪市	**748.7**	**138.0**	**119.9**	84.7	**132.5**	32.4
神戸市	**697.9**	120.8	110.3	77.8	109.1	31.2
広島市	687.0	111.9	105.0	73.9	**113.1**	28.1
北九州市	684.6	124.2	109.7	69.4	**116.2**	22.3
福岡市	**714.7**	122.5	97.6	82.8	111.0	**36.2**

（注１）乳ガンは 40 歳代以上の女性の人口 10 万人に対する死亡者数である。
（注２）太字はワーストスリーである。

した。

◆ガンは都市型の病気である

ガンの五〇歳代以上の人口一〇万人あたり死亡者数が多いワーストテンは、大阪府に次いで、福岡県、埼玉県、神奈川県、兵庫県、京都府、千葉県、奈良県、愛知県、広島県の順である。

また、政令指定都市（〇二年現在、札幌・仙台・千葉・川崎・横浜・名古屋・京都・大阪・神戸・広島・北九州・福岡の一二市）と東京二三区の五〇歳代以上の人口一〇万人あたり死亡者数は、横浜市を除いて、その市が属する都道府県より多い（表4）。

このなかでもっともガン死亡率が高い「ガン都市」は大阪市で、人口一〇万人あたり七四八・七人が亡くなっている。内訳は、肺ガン一三八・〇人、肝臓ガン一三二・五人がともに全国一、胃ガン一一九・九人、大腸ガン八四・七人、乳ガン三二・四人、その他のガン二四一・二人。大腸ガン以外はすべてワーストフォーに入っている。

表4を見ると、全ガン死亡者数は、東京二三区と政令指定都市すべてが全国の平均値以上である。そして、東京二三区と、川崎市、名古屋市、京都市、大阪市、神戸市は、胃ガン、大腸ガン、肝臓ガン、肺ガン、乳ガンがすべて全国平均以上となっている。

一方、死亡者数が少ない県のベストテンは、長野県に次いで熊本県、鹿児島県、宮崎県、沖縄県、岩手県、島根県、徳島県、香川県、大分県の順である。

これまで、ガンは高齢者が多い地域に多い病気と見られていた。しかし、五〇歳代以上の人口分布を整理すると、実際には人口が密集している都市型生活圏で多発し、西南地域の温暖な気候や自然環境に恵まれた地域ほど少ないという結果が浮かび上がったのである。ガンは大都市の産物なのだ。

大阪市と長野県との差は二四八・二人だ。ガン治療にかかる費用は平均一人年間約五〇〇万円とされ、大阪市の五〇歳以上人口は約九六・四万人である。したがって、約一一九億六三〇〇万円が長野県との治療費負担の差になる（5,000,000×248.2×〔964,000÷100,000〕）。単純計算ではあるが、生活者に対して与える経済的負担はガン死亡者数の多い地域ほど過酷なのだ。

さらに、家族単位で見れば、より多くの人びとが精神的な苦痛に耐えているといってよいだろう。家族が支払う医療費は負の経済効果に結びつく。その負担も考慮すると、ガン死亡率の高さは地域経済の一層の足枷となっており、大阪地域の経済力の低下、地盤沈下の原因を招いていると筆者は考える。

◆肝臓ガンは地域格差が最大

死亡者数の地域格差がもっとも多いガンは肝臓ガンだ（二四〜二五ページ表５）。最大の大阪府と最小の沖縄県の格差は、三・四〇倍にもなる。大阪府をはじめ、福岡、広島、兵庫、佐賀など肝臓ガンが多い県は、すべて西日本である。これに対して、東北六県はすべて少ない。

ここで、肝臓ガン以外のおもなガンの地域格差を確認しておこう。四大ガンでは、大腸ガンと肺ガンの地域格差が少ない。

50 歳代以上の人口 10 万人あたり死亡者数

	肺ガン	胃ガン	大腸ガン	肝臓ガン	胆のうガン	乳ガン
滋賀県	124.9	102.8	71.5	50.4	34.6	20.5
京都府	122.8	113.8	81.8	77.4	31.7	31.5
大阪府	133.9	119.4	83.1	115.7	28.8	29.8
兵庫県	116.3	110.8	76.4	93.8	30.1	24.6
奈良県	120.8	120.6	66.2	82.3	27.1	25.1
和歌山県	105.4	110.0	63.4	85.6	27.6	19.5
鳥取県	102.4	97.4	65.4	65.5	29.7	19.2
島根県	88.4	89.8	70.9	63.3	30.5	22.5
岡山県	102.1	92.3	59.5	79.3	28.6	19.2
広島県	108.1	101.5	72.4	101.6	29.1	26.1
山口県	113.6	100.3	68.8	78.9	29.6	24.1
徳島県	99.0	94.5	60.4	68.6	30.0	21.6
香川県	106.7	108.0	52.2	63.9	34.5	16.8
愛媛県	106.8	95.9	58.0	78.3	28.4	29.0
高知県	98.7	89.3	61.8	68.3	32.0	16.3
福岡県	123.8	104.0	75.1	111.8	33.8	27.7
佐賀県	100.9	106.9	67.4	92.6	33.6	24.3
長崎県	116.3	82.2	67.9	78.9	33.5	20.7
熊本県	94.9	70.3	55.1	65.5	31.5	22.5
大分県	101.1	82.8	59.0	77.9	30.2	21.0
宮崎県	93.5	76.9	55.5	53.1	32.2	20.0
鹿児島県	91.9	65.5	57.0	63.5	34.8	20.0
沖縄県	127.8	59.1	60.1	34.0	25.4	21.0
全国平均	111.49	108.29	75.57	72.26	31.83	26.06

表5　各都道府県のおもなガンの

	肺ガン	胃ガン	大腸ガン	肝臓ガン	胆のうガン	乳ガン
北海道	**122.0**	96.5	**81.6**	55.0	**34.7**	**28.9**
青森県	108.5	103.3	**79.2**	52.0	**40.8**	**26.9**
岩手県	98.9	86.1	71.2	39.3	29.9	22.9
宮城県	111.4	106.4	**76.6**	49.2	**34.2**	**27.6**
秋田県	91.7	**128.0**	**78.0**	35.4	**37.8**	26.0
山形県	103.9	**110.8**	70.3	44.7	**35.2**	22.8
福島県	100.8	105.2	70.1	48.3	**33.5**	19.3
茨城県	107.8	124.8	73.9	59.4	**36.9**	24.4
栃木県	103.0	**131.1**	75.1	66.8	29.7	25.9
群馬県	100.1	**112.4**	68.8	58.0	**37.6**	25.3
埼玉県	**111.9**	**124.1**	**84.9**	68.4	**35.2**	25.8
千葉県	111.4	**119.5**	**80.7**	69.6	30.9	**27.1**
東京都	110.8	**111.0**	**84.8**	71.3	28.2	**34.7**
神奈川県	110.1	**118.8**	**83.9**	70.1	25.6	**29.2**
新潟県	103.3	**116.3**	68.9	37.9	**34.7**	24.2
富山県	110.6	**129.4**	**76.0**	53.0	**30.6**	24.9
石川県	**111.6**	**116.1**	**78.9**	64.3	**37.8**	**30.1**
福井県	106.9	98.8	70.2	57.7	**39.6**	20.5
山梨県	97.8	83.9	61.9	**86.3**	**32.6**	**26.5**
長野県	76.4	95.4	66.1	43.2	30.6	21.9
岐阜県	101.2	**120.0**	79.2	60.6	31.0	25.7
静岡県	100.7	94.3	70.4	**73.4**	**32.2**	22.1
愛知県	**119.0**	**116.3**	**81.5**	71.1	30.6	25.1
三重県	106.1	**111.7**	70.7	63.3	29.5	25.9

（注1）乳ガンは40歳代以上の女性の人口10万人に対する死亡者数である。
（注2）太字は全国平均より多い数値である。

胃ガン＝二・二二倍（最大は栃木県、最小は沖縄県）。
乳ガン＝二・一三倍（最大は東京都、最小は高知県）。
肺ガン＝一・七五倍（最大は大阪府、最小は長野県）。
大腸ガン＝一・六三倍（最大は埼玉県、最小は香川県）。
胆のうガン＝一・六一倍（最大は青森県、最小は沖縄県）。

大腸ガンは、都市地域と青森県、秋田県、富山県、石川県など日本海側に多い。これまで、肉食はじめ脂質の多い食事が大腸ガンの原因として指摘されていた。だが、実際には魚や野菜の消費量が多い地域にも多く発生している。したがって、他に原因が存在する可能性が高い。なぜ東高西低なのかも追及し、予防対策を根本的に見直す必要があることを、データは教えている。

肺ガンについては、大阪府に次いで多いのが沖縄県である。関東平野では唯一埼玉県に多い。幹線道路が集中し、排気ガスによる大気汚染がひどい大阪、福岡、京都、愛知、兵庫の各府県にも多いが、沖縄県はそれに該当しない。大気汚染やタバコ以外の要因も存在している可能性がある。

なお、都市部以外では、石川県が肝臓ガンを除く五つのガン、北海道が肺ガン、大腸ガン、胆のうガン、乳ガンが平均より多い。おもな六つのガンがすべて平均値より少ないのは、長野県・熊本県・岩手県・徳島県・島根県・鳥取県の六県だ。

◆関東地方でガンが増加

『人口動態統計』で死因が詳細に分類されて発表されるようになった八五年から九九年までの一四年間に、ガンの死亡者数は一八万七七一四人から二九万五五六人へと約一〇万三〇〇〇人増え、約一・五五倍になった。とくに増加傾向が高いのは、以下の五つのガンである。

大腸ガン＝一万九〇三八人→三万五三六三人、一・八五七倍
膀胱《ぼうこう》ガン＝二五七七人→四七八一人、一・八五五倍
肺ガン＝二万八五九〇人→五万二一七七人、一・八三倍
乳ガン＝四九五八人→八九四九人、一・八〇倍
肝臓ガン＝一万八九七二人→三万三八一六人、一・七八倍

多発地域も変化している。全国のガン死亡者数におけるおもな都府県の変化を見ると、八五年は、大阪府をはじめ兵庫県、京都府、広島県、福岡県などで死亡割合が高く、関東地方は人口密集地域でも相対的に低かった。一方、九九年は、西日本では減少しているの

表6　全国のガン死亡者数におけるおもな都府県の割合の変化(%)

	85 年	99 年	増加率	人口の割合(99 年)
東京都	9.06	9.17	0.11	9.28
大阪府	7.04	7.04	0.00	6.85
神奈川県	4.89	5.59	0.70	6.61
兵庫県	4.55	4.45	−0.10	4.37
福岡県	4.45	4.29	−0.16	3.94
埼玉県	3.55	4.32	0.77	5.43
千葉県	3.31	3.94	0.63	4.66
広島県	2.49	2.44	−0.05	2.47
京都府	2.29	2.15	−0.14	2.04

に対して、埼玉県・千葉県・神奈川県で増加傾向がはっきり見られる(表6)。すでに述べたように、ガンにかかる膨大な治療費や精神的負担、それによる消費意欲の低下は、経済の停滞に結びつく。そのガンが首都圏で増加したということは、日本経済全体に与える影響が強くなったと判断できる。

大阪府・兵庫県はじめ西日本では、繊維・化学・金属加工・鉄鋼・造船など煤塵と化学汚染物質を多く排出する工業が、高度成長期に盛んだった。淀川(大阪府)をはじめ中小河川の周辺にこうした産業が乱立し、廃棄物を不法投棄して、水質を汚染してきた。住宅密集地域の近くに幹線道路も走っている。ガンの死亡率が高くなる原因が存在していたのである。

一方、首都圏ではサービス産業の比率が高く、おもな生活用水である利根川水系の上流に繊維・化学・金属加工の工場が少なかった。ガンに結びつく原因が相対的に少なかったといえる。

八五年と九九年を比べると、大阪府をはじめ京阪神地域の環境はずいぶん改善されている。淀川の河口にも多くの水鳥が帰り、鴨や鷺が飛来するようになった。ガンの死亡者数こそ減少していないが、死亡割合は増えていないことと、因果関係があるのではないだろうか。

ところが、首都圏では埼玉・神奈川・千葉の各県で人口増が続き、それにともなう生活排水によって、河川の水質が悪化する傾向にある。たとえば、淀川水系の豊野浄水場(大阪市)の水質検査では、八〇年代なかばには一ℓあたりのＢＯＤ(生物学的酸素要求量＝数値が高いほど汚染されている)は二・〇㎎前後だったが、九八年には一・二㎎にまで改善されている。これに対して東京都民に水を供給している利根川・荒川水系の朝霞浄水場(埼玉県)では、八五年前後の一・六〜一・七㎎が、二〇〇〇年には逆に二・〇㎎に悪化した。

そして、利根川の水を飲料水に利用している地域の肝臓ガンの死亡者数が、八五年から九九年で次のように増えているのだ。

千葉県＝五六六人→一二三二人、二・一八倍

埼玉県＝六〇四人→一三〇二人、二・一六倍

東京都＝一五八六人→二八九二人、一・八二倍

いずれも、全国平均の一・七八倍より高い増加率である。

団塊の世代が集中して住む地域におけるガンの増加は、今後の医療費の増加に直結するので、緊急対策が欠かせない。

なお、大阪府のガンの死亡者数が全国一である事実は、環境が改善されても、短期間ではガンの減少には結びつかないことを示している。ガン細胞は十数年の年月を経て増加していくといわれる。一度体内に遺伝子を損傷させる物質が入ると、その影響が簡単にはなくならないことがデータからも読みとれる。

◆二〇二〇年には現在の一・六倍がガンで死ぬ⁉

各地にガン研究所やガンセンターが設立され、予防のための公開市民講座も開かれている。だが、団塊の世代が高齢化を迎える今後は、ガンで亡くなる人びとがますます増えていくだろう。

九九年現在、七〇歳代の人口は約九四五万人、ガンの死亡者数は約九万一〇〇〇人、人口一〇万人あたりでは九六三人だ。また、六〇歳代はそれぞれ、約一四五五万人、約七万一〇〇〇人、四八八人だ。そして、五〇歳代の人口は約一八三四万人と、七〇歳代の一・九四倍、六〇歳代の一・二六倍である。

五〇歳代の人口がそのまま七〇歳代になったと仮定してガンの死亡者数を計算すると、十数年後には、現在の七〇歳代の一・九四倍にあたる一八万人弱が亡くなることになる。全体では、少なくとも年間約五〇万人がガンで死亡する。これは、現在の一・六倍に相当する数だ。

これまでのガン死亡者数と国民医療費支出の関係を見ると、約二〇万人のときが約二〇兆円（『厚生白書』一九八七年）、約三〇万人の現在が約三〇兆円と、ほぼ同じ比率で伸びている。このままガンが増え続けて死亡者数が約五〇万人に達すれば、国民医療費も約五〇兆円となり、多くの医療保健は破綻するだろう。

日本のガン対策の中心は、検診である。しかし、検診はガンにかかった患者を発見し、治療する行為である。極端に言えば、死の延命対策にすぎない。それは、本当の意味の予防策とは言えない。

アメリカ国立ガン研究所では、放射線治療の最新システムを開発したという。それを紹介したテレビ番組（「ガン治療・副作用はなくせるか」ＮＨＫスペシャル、二〇〇二年二月二日）を見て、医学研究者のトライする精神とソフト面がともなったチーム力に目を見張った。ガン患者同士が集まって話し合うのも有意義な対策である。とはいえ、患者がこれらの治療で延命できる期間は平均約一八カ月だった。それは自らの身辺整理が可能な期間であり、家族との一定の有意義な時間が過ごせはする。それでも、延命期間の短さには虚しさを感じる。

日本では、まだまだガンの予防対策が確立されていない。検診による早期発見や医療技術の進歩に加えて、水質、食事、環境、生活習慣などを抜本的に改善し、予防するシステムが整えられるべきなのである。行政の努力によってガンが減少した数少ない例は、全国でもっとも死亡者数が少ない長野県だ。地域ぐるみの減塩対策によって、八五年から九九年の一四年間で胃ガンによる死亡者を一〇六五人から九九〇人へと七%も低下させている。

こうした予防を成功させる前提は、正確なデータを知ることだ。本書では、そのためにきわめて重要な事実を第2章以降でも示していく。次の二点を忘れないでいただきたい。

第一に、ガンにかかるか否かは、どの地域に住んでいるかによって大きな違いがある。

第二に、その違いは水質に起因する可能性が高い。

第2章

なぜ人間はガンにかかるのか

◆ガンと年齢・性別の関係

第1章でも引用したが、厚生省(現在は厚生労働省)が毎年発表している『人口動態統計』は、筆者にとって推理小説一〇〇冊分をも超える価値をもっている。日本人すべての死亡原因が分類され、病死の場合は死因、年齢、そして地域が整理されているからである。都道府県、東京二三区を含む政令指定都市ごとに、死亡年齢別(六〇~六四歳というように五歳きざみ)に掲載されている。また、各都道府県の統計関係部局に要求すれば市町村別、政令指定都市の場合は区別に整理されたデータを入手できる。これほど詳細な死についての調査は他に存在しない。

本書に大きく関係するガンの分類は、九七項目にものぼる。その名称を見ると、体毛、髪の毛、爪、歯、へそを除くすべてにわたっている。人間は、実にたくさんのところがガンに冒されるのだ。主要臓器でガンによる死亡者数が少ないのは、心臓と小腸だけである。

ガンによる死亡は一九八一年以来、日本人の死因の第一位だ。死亡年齢には、一定の傾向がある。大半のガンは五〇~七〇歳代に死亡者数が増える(一七ページ表2参照)。とくに、絶対数が多い肺ガン、胃ガン、大腸ガンなどは、死亡平均年齢が七〇歳を超えている。身体の基礎的な免疫力の低下、老化にともなう機能の低下によって、罹患したり悪化するのである。遺伝的要因は、それほど大きくはない。

異質なガンは乳ガンだ。死亡年齢のピークが五〇歳代と若い。生命力が強いはずの女性が若い年代から罹患しており、原因として第5章でくわしく述べるように陰イオン界面活性剤などの環境的要因が指摘されている。他方、男性生殖器の前立腺ガンの場合は、七五歳以上にピークを迎える。同じく環境から影響を受けるにもかかわらず、男女の生殖機能によって年齢差が生じる原因は何か、まだはっきりしていない。

やはり環境から影響を受けると見られる肝臓ガンの死亡者数は男性が二万三四九二人、女性が一万三二四人と約七〇%が男性で、ピークは六〇歳代だ。肺ガン、胃ガン、大腸ガンとは異なった生活習慣や環境要因から影響を受けていると判断できる。

ここでガンと年齢の関係で確認しておきたいのは、高齢化が進んだ県(六五歳以上の人口比率が高い県)のガンで亡くなる率が低いことだ(三六ページ表7)。高齢化率が高い一〇県の五〇歳代以上の人口一〇万人あたりガン死亡者数はすべて全国平均より低く、順位も二県を除いて三五位以下である。

日本でもっともガンによる死亡者数の少ない長野県は、早い時期から減塩対策などに行

表7　高齢化率が高い10県のガンの50歳代以上の人口10万人あたり死亡者数と順位

県　名	高齢化率	ガンの死亡者数	順位
島根県	23.8	534.9	41
高知県	22.5	550.0	35
秋田県	22.0	567.3	27
山形県	21.8	545.9	37
鹿児島県	21.6	511.9	45
山口県	21.1	583.2	24
鳥取県	21.0	549.2	36
徳島県	20.9	537.4	40
長野県	20.6	500.5	47
大分県	20.5	542.0	38
全国平均	16.2	620.9	

（出典）高齢化率は総務庁統計局「推計人口」（1998年10月1日現在）。

政が取り組み、県民運動を行ってきた。その結果、高齢化率は全国で九番目に高いが、一人あたりの県民医療費の金額は下から数えて五番目である。とりわけ、老人医療費は全国平均の七五万七八五六円に対して五九万四二一三円と全国一低い（厚生省調べ、二〇〇〇年度）。

一方、性別を見ると、九九年の場合、男性が一七万五八一七人で六〇・五%、女性が一一万四七三九人で三九・五%だ。女性が際だって少ないガンは喉頭《こうとう》と食道で、それぞれ八・六%、一五・四%を占めるにすぎない。反対に死亡者数が三〇〇人以上のなかで女性のほうが多いガンは、乳ガンを除けば、甲状腺、後腹膜及び腹膜、胆のう、多発性骨髄症である。それぞれ六八・五%、五四・九%、五四・七%、五〇・三%だ。

◆環境汚染による影響は長く続く

水質の汚染とガンとの関係がこれまで問題になったのは、総トリハロメタンと肝臓ガン、陰イオン界面活性剤と乳ガン、水田の除草剤として使用されてきたCNP（クロルニトロフェン）と胆管、胆のう、胆道ガンなどだ。これらのガンは年々、増えている。八〇年と九九年を比べると、肝臓ガンは二・四二倍、乳ガンは二・一四倍、胆のうガンは二・二六倍である。

とくに重要なのは、九四年に新潟大学医学部衛生学教室が、信濃川流域の胆のうガンの原因はCNPが流れ込んだ飲料水であると発表し、九五年四月に政令によってCNPの使用が禁止されたにもかかわらず、胆のうガンの死亡者数が減っていないことだ。九四年の一万三五二五人から九九年の一万四八九七人へと増加している。使用が禁止されて五年たっても減少していないのだ。

そして、稲作が盛んな地域に共通して五〇歳代以上の人口一〇万人あたり死亡者数が多い。図1を見ると、北海道、青森・秋田・新潟・茨城・石川・福井の各県がワーストイレブンに入っている。このほか、宮城・福島・滋賀の各県でも死亡者数が多い。ワースト

図 1　胆のうガンの 50 歳代以上の人口 10 万人あたり死亡者数が多い 11 道県

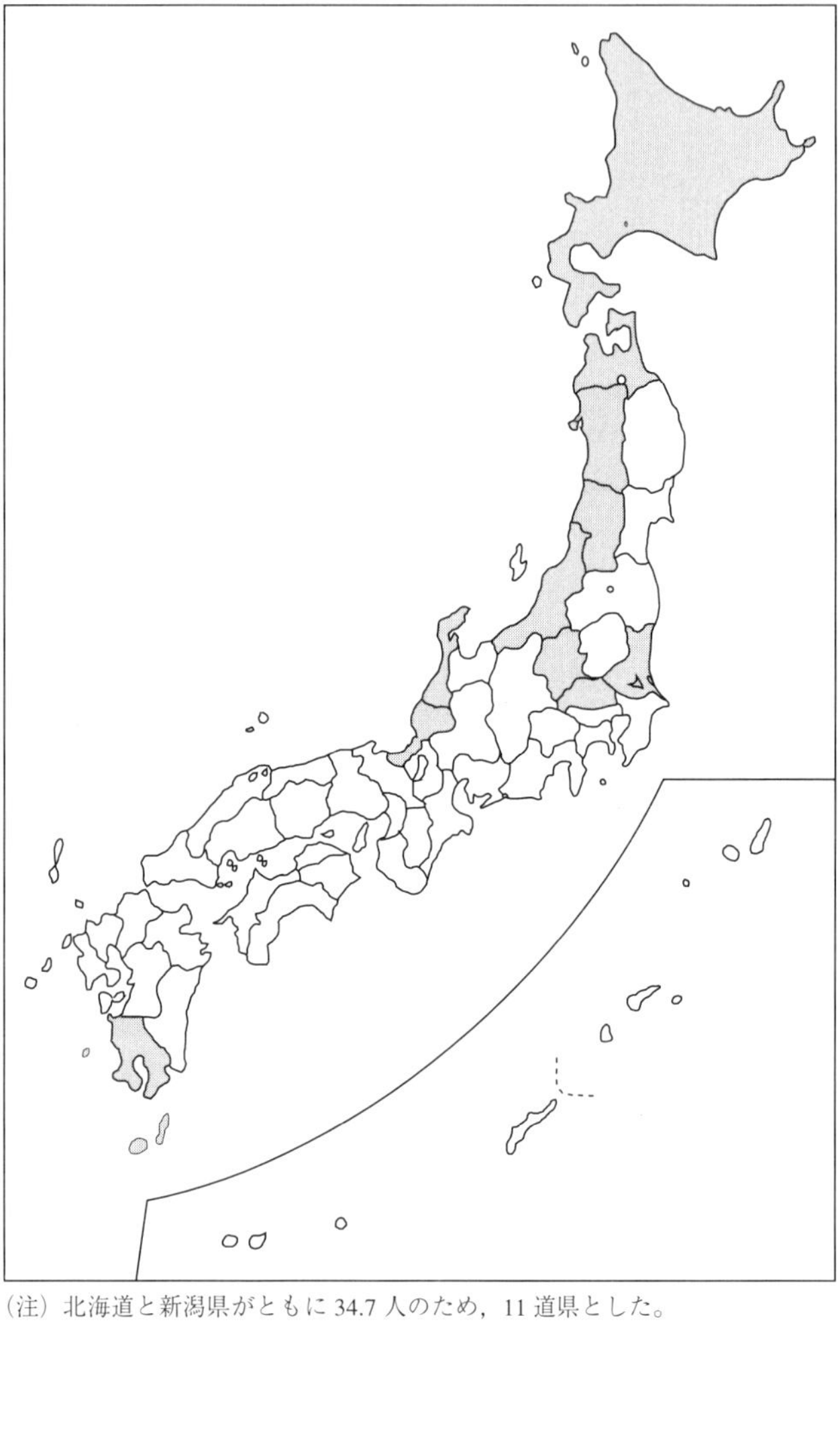

（注）北海道と新潟県がともに 34.7 人のため，11 道県とした。

フォーは、青森県が四〇・八人、福井県が三九・六人、石川県と秋田県が三七・八人。全国平均の三一・八人より、二〇％～三〇％近くも高い。

また、胆のうガン死亡者数の約五五％は女性である。なぜだろうか。農作業の現場を思い浮かべてほしい。水田では一般に、男性が農業機械を使い、女性は水田に入って手作業する時間が長い。なかでも、古くから除草作業は女性の仕事とされてきた。とくに、東北地方や日本海側の水田単作地帯では男性の出稼ぎが多く、女性の仕事の比重が高い。はっきりとした因果関係があるといえるだろう。

死亡年齢は、女性のホルモンバランスが変調をきたす五〇歳代ではなく、七〇歳以上がピークだ。除草剤を散布するのは六月～七月という高温多湿の時期が多く、気化したCNPが気管から蓄積されていった可能性も強い。それが排泄されず体内に残存し、年齢による機能の低下とともに罹患したことを示している。

いったん化学物質によって環境が汚染され、人体に影響を及ぼすと、その影響は数年間ではなくならない。人体に汚染物質が継続して残る。しかも、農薬や除草剤の土壌汚染は地下に深く浸透し、表面の環境が改善されても、すぐには効果は表れない。これが環境汚染とガンの関係の最大の恐ろしさである。

◆ガンをもたらす三つの要因

それでは、身近な生活のなかから何がガンを誘発するかを整理してみよう。

ガンの原因としてさまざまなものが指摘されてきた。たとえば、胃ガンではピロリ菌、肝臓ガンではダイオキシンやトリハロメタン、肺ガンではタバコ……。しかし、ガン細胞そのものが人体を直接的に冒すというより、多くの要因が重なって遺伝子の損傷が増加し、復元能力を損なう傾向が強い。化学物質の長期的摂取も、ガンへの引き金と考えるべきだろう。

年齢を重ねるにつれて増えるガンを、地域性を考慮しつつ『人口動態統計』から分析すると、（1）身体的要因、（2）環境的要因、（3）食べ物と嗜好品が関係する生活習慣的要因の三つに分けられる。以下、それぞれをより詳細に分類した。

（1）身体的要因

①肉体的要因

（a）加齢による機能の低下がもたらす基礎免疫力の低下、ホルモンバランスの変化

（b）過労による機能の低下がもたらす基礎免疫力の低下、ホルモンバランスの悪化

(c)慢性的肥満または栄養不足による機能の低下による基礎免疫力の低下、ホルモンバランスの悪化
(d)慢性的疾患、重大な病歴
(e)日々の運動量
(f)疲労などの負荷の蓄積
(g)ライフスタイル
②遺伝的要因
(a)体質的遺伝
(b)原因因子の遺伝(ウイルスを含む)
(c)食習慣や味覚の習慣的継承(子どものころなじんだものが成人後も続く)
(d)環境汚染の影響が親から子へ継承(リンパ腫や白血病などに可能性)
③精神的要因
(a)ストレスの蓄積
(b)気力の低下
(c)意欲の低下
(2)環境的要因

①水や大気などの環境汚染や環境ストレス
(a)大気汚染、自動車、工場の煤塵、産業廃棄物、農薬など
(b)飲料水・調理用水の影響、たとえばダイオキシン、総トリハロメタン、陰イオン界面活性剤など
(c)過度の紫外線、光化学スモッグ、花粉、その他の環境汚染
(d)環境・騒音・異臭・住環境によるストレス
(e)ウイルスなどの汚染
②職業的・経済的要因
(a)身体的過労の蓄積
(b)職場環境(農薬や化学薬品、産業廃棄物、医療廃棄物、過剰な放射能、トンネル掘削の塵肺など)
(c)社会的・職業的ストレス
(d)経済的・金銭的ストレス
③環境汚染食品の摂取
(a)農薬・化学肥料汚染農産物の摂取
(b)ホルモン剤多投与の畜産物・養殖魚の摂取
(c)抗生物質多投与の畜産物・養殖魚の摂取

(d)多量硝酸塩含有野菜の摂取
(e)ポストハーベスト汚染農産物の摂取
(f)その他土壌汚染農産物の摂取
(3)食べ物と嗜好品が関係する生活習慣的要因
①食習慣
(a)偏食
(b)塩分の過剰摂取
(c)脂肪の過剰摂取
(d)鉄分を含むミネラルなどの過剰摂取と栄養・基礎ミネラルの不足
(e)アルコール類の過剰摂取
②タバコ
③食品加工における添加物と調理方法
(a)加工食品に含まれる保存料・添加物・発色剤の摂取
(b)八〇度以上の加熱調理から派生する変成タンパクの過剰摂取
(c)酸化食品の過剰摂取
(d)焦げた食品の摂取

図2　ガンをもたらす３つの要因

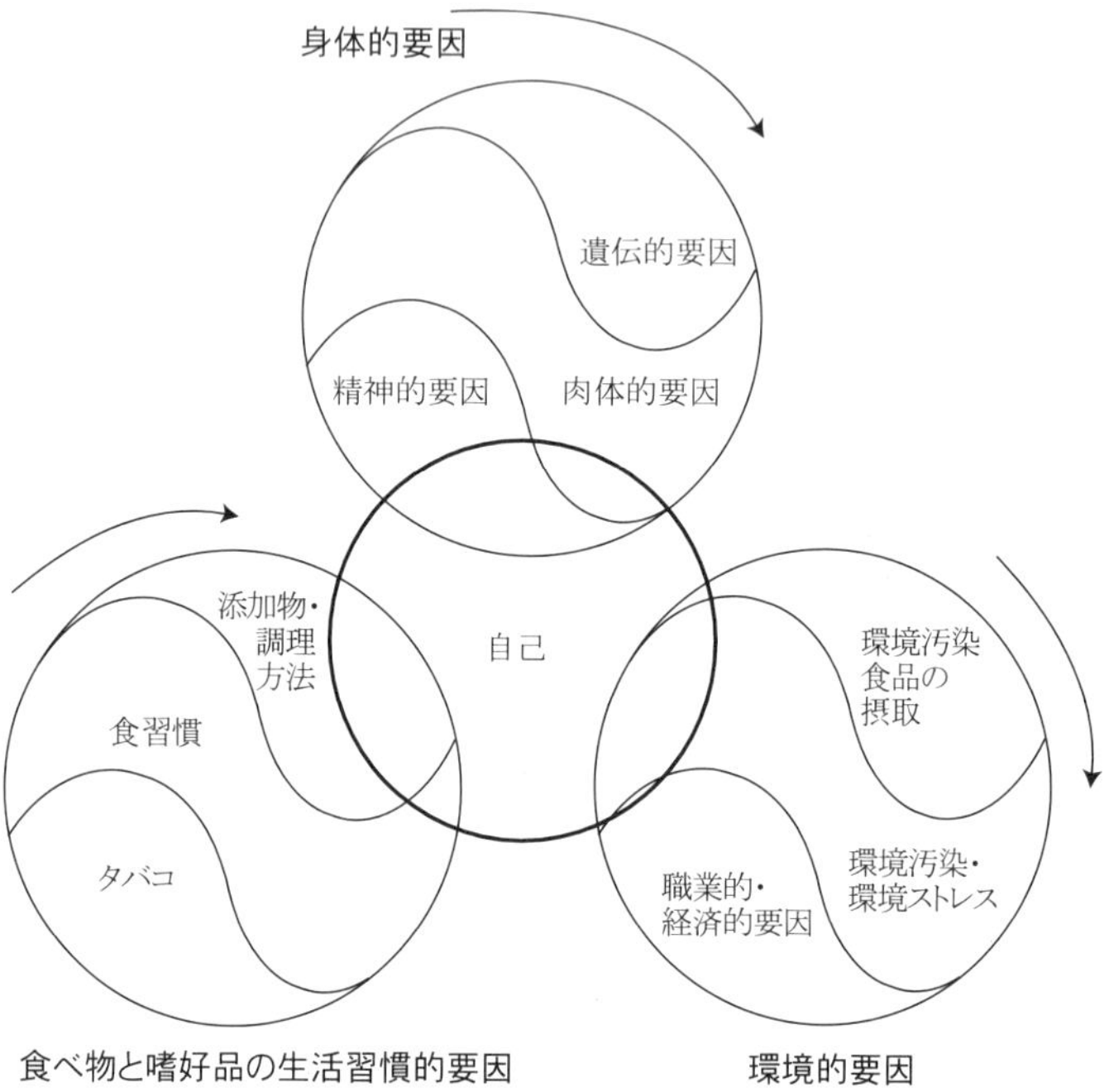

私たち人間は図2のように、以上にあげた三つの要因の中心に位置し、それぞれの要因が影響しあっている。円（リンク）の大きさは負荷の大きさであり、人によって違う。リンクが大きくなれば、ガンの要因も大きくなる。三つのリンクの内部に、さらに三つの要因が存在する。これらの大きさも同じく負荷の大きさを示す。

肉体的要因のうち、年をとることは避けられないが、占める割合は大きい。これに、環境的要因、食べ物と嗜好品の生活習慣的要因の負荷が重なると、身体全体に与える負荷は相乗的に大きくなる。男性は、四〇歳代から徐々にガンにかかりやすい状況におかれていると判断できる。

　五〇歳代になると、肉体的要因のうち機能や免疫力の低下、女性の閉経時に起きるホルモンバランスの変化が一般的に生じる。この年代は家庭・仕事ともに精神的プレッシャーが強く、過労気味になりやすい。そこから起きる機能や免疫力の低下、ホルモンバランスの変化が加わる。さらに、環境的要因が重なり、生活習慣が健全でない場合は、身体への負荷はより大きくなる。たとえば、塩分・脂肪・アルコールの過剰摂取や栄養不足などだ。タバコの害はいうまでもない。こうした負荷を減らすためには、日常生活における個人的な努力が欠かせない。

　ダイオキシン、総トリハロメタン、陰イオン界面活性剤などの水に含まれる環境汚染物質による影響も、五〇歳代から強く受ける傾向がある。大気汚染や水質は一部で改善もされているが、すでに述べたように、いったん体内に取り込んでしまった危険要因は、排泄されないかぎり、蓄積されていく。

◆食生活と生活習慣を変えてガンを防ぐ

健康と食生活に深い関係があることは、古くから指摘されてきた。食生活の習慣は地域差が大きく、それが死因にも表れている。食習慣の改善による自己管理の必要性は誰もがわかってはいるが、いざ実行の段階となると継続がむずかしい。個人だけでなく、家庭、職場、地域での活動が大切である。個人の意志だけに委ねると、「自分だけは大丈夫」など勝手な判断で悪いと知りながら断ち切れないものだ。地域全体で取り組めば、利己的な反発は反対に見苦しく、自然に受け入れやすい環境がつくられていく。

ガンを予防するためには、正しい食生活をとおして免疫力を上げる努力が必要である。疲労や老化を進行させる酸化を防ぐ食べものをはじめ、計画的にバランスよい食事を心がけねばならない。詳細については第7章で紹介しよう。

生活習慣で重要なのがタバコである。健康に悪いことは明白になっているにもかかわらず、いまだに公的施設や交通機関で喫煙が許されている。たしかに禁煙コーナーや禁煙車は増えたが、まだまだ不十分だ。列車で禁煙車から喫煙車に足を踏み入れると、一瞬、息苦しく胸が詰まる。灰色に車内がかすみ、窓ガラスの色も変わっている。虫よけのバルサンを焚かれた部屋のようである。健康に影響しないはずがない。最近、新幹線の指定席は禁煙車両から満席になるという。喫煙席しか空席のない列車に乗るときは気分が悪い。せめて公的施設や交通機関は全面禁煙にすべきである。

地方の市町村ほど公的機関の禁煙コーナーが少なく、健康への意識の低さが気になる。喫煙が重要な要因でもある肺ガンは、全国的に増加傾向が強い。九八年に胃ガンを上回り、すべてのガンのなかで死亡数は最大である。これに対してアメリカでは、禁煙効果の現れか、最近では肺ガンが減少傾向にあると報道されている。日本では予防医学の分野で喫煙が国民的課題として取り上げられているものの、対策は不十分である。

◆筆者の日常生活を点検してみると……

ここまでガンの要因となる三つのリンクについて説明してきたが、それぞれのリンクを筆者自身の肉体に置き換えて検証してみたい。読者のみなさんも、自身の生活を検証してほしい。

ガンによる死亡は五〇歳代から急増しているので、一九四〇年生まれの筆者は、肉体的要因からみるとすでに危険年齢に近づいている。過去に大きな病気を三度経験した。二〇歳代で急性肝臓炎、三〇歳代で急性肋膜《ろくまく》炎、五〇歳代で痛風にかかり、入院生活はのべ三〇〇日になる。いずれも完治したわけではなく、疲れとともに症状が出る。いつ再発しても不思議ではない、慢性的なものだ。

たとえば、睡眠不足が続くと、ピクピクと針が指すような痛みが肝臓に走る。それを日々の生活スタイルを決めるバロメーターとして利用している。

急性肋膜炎は原因不明だったが、片肺が完全に水没していた。三ℓ程度の胸水を二度も取り出し、これほど肺の中に水が溜まることを初めて知った。ガンの疑いをもたれたが、安静を保ち、一〇〇日間の入院生活で治まった。しかし、疲労がたまると現在も肋膜が引きつり、圧迫感を感じる。これは、病気を警告するバロメーターだ。

痛風は一応、治まっている。ただし、ビールを大ビン二本以上飲むと、足の親指先から反応が表れる。これも警告信号だ。

体形的には肥満ではないが、運動不足は腹に出やすい。そこで、朝の一時間の散歩で解消している。運動は健康の維持に欠かせない。毎日の散歩は便秘解消にも効果的で、痔の心配がなくなった。過労の蓄積には極力気をつけているが、肉体的要因の危険リンクは最大限に膨らんでいると自覚している。

ガンに冒された兄弟は、いまのところいない。母親は過去にガンの手術を行ったが、九〇歳で健在であり、遺伝的要因の危険リンクは小さいと考えられる。

精神的要因はどうか。比較的ストレスを蓄積せずに、日々うまく解消する術を身につけている。もっとも、その反動が家庭や周辺の仕事場に及んでいるかもしれない。総じて、精神的要因の負荷のリンクは比較的小さいだろう。

次に、環境的要因をみよう。筆者が住む京都市の大気汚染は、東京二三区や大阪市ほどではないにしろ、個人では避けきれない。以前は水質が悪い大阪市の水道水を長く飲んでおり、水から蓄積した危険要因は高いと認識している。そこで、家庭の飲料水はＲＯ―逆浸透膜の純水装置に切り換えた（一五二～一五五ページ参照）。

環境ストレスとしては、夜間の暴走族の騒音で安眠が妨害される。最近は、睡眠不足を昼寝で解消する習慣を身につけた。五五～五六歳から花粉症と慢性鼻炎が続いているが、花粉症は軽くなった。温度過敏症なので、短時間に温度が五度ぐらい変化したり、気圧が変わると、くしゃみが飛び出す。慢性鼻炎は過敏に身体に影響が表れる。

職業的要因によるストレスは減った。サラリーマンのころと違い、最近は自営業的な要素が強く、経済的ストレスは気力でカバーしており、大きな負荷にはなっていない。食べものは生産地や栽培条件を吟味しており、環境汚染食品の回避をできるだけ心がけている。

環境的要因の危険リンクを増加させるものは極力避けているといってよい。

そして、生活習慣的要因。食品添加物や保存料などには気をつけているので、それほど負荷になっていないだろう。食生活はバランスを心がけており、日常的な問題は少ないが、出張時の健康管理には問題があるかもしれない。どうしてもアルコール摂取が多くなる。肝臓と相談しつつも、ついつい口にしてしまうのだ。一カ月に一〇日以上の出張は避けようと思っているが、現実には上回ってしまう月も多い。

ただし、二五年以上禁煙しているので、この点については得点が高いかもしれない。それに、交通機関の禁煙が増えてきたので間接喫煙も少なくなり、気分的に楽になった。

総合的にみると、基本的な健康には気をつかっているが、かつて経験した疾患や年齢を考え合わせると、肉体的要因による負荷は大きい。仮にガンになるとすれば、肉体的要因から考えて、肺ガンと肝臓ガンのリスクが大きいと判断できる。予防には、負荷要因をこれ以上に増やさないように努力する以外にない。基礎免疫力と循環器の機能低下を防ぐことが最善と考えられる。

第3章　水の汚染度をどう見るか

◆何が水を汚しているのか

これまで水質とガンの深い関係を述べてきたが、そもそも何が水の汚染を引き起こしているのだろうか。おもなものをあげてみよう。

①生活（家庭）関連廃棄物

人間の排泄物、合成洗剤、食材の洗浄排水、食用油の廃棄、台所・風呂・洗たく排水、防虫剤やシロアリ駆除剤などの家庭で使われる化学物質。

②工場廃棄物

ポリ塩化ビニル、アスベスト、トリクロロエチレンなど生産現場から排出される膨大な数の化学物質。医学博士の小林勇氏によれば、日本の水源は四〇〇〜五〇〇〇種類の化学物質で汚染され、水道水として浄化後も約二〇〇種類が残留しているという。しかも、そのうち約二〇種類は発ガン性物質だ（『恐るべき水汚染』合同出版、一九八九年）。中規模・大規模の工場は、排水量や河川の所在地によって、市町村別に排水基準が定められている。しかし、中小河川における一日排水量五〇トン未満の場合は見逃されているケースが多い。

③農業
三七ページでふれた水田の除草剤ＣＮＰをはじめ、田畑で使われるさまざまな殺虫剤・殺菌剤・除草剤。農薬の空中散布。ゴルフ場に撒かれる農薬。農地の表土流出、化学肥料・有機肥料・畜産廃棄物・ホルモン剤などによる地下水の汚染。

④山林の放置
間伐などの手入れ不足による表土の流出、保水性の低下による水質の悪化、松食い虫除去のための農薬散布。

⑤その他
ダム建設による水量の低下、鉱山の排水、閉鎖鉱山の鉱毒、コンクリートによる河川護岸整備。

◆水質汚染の指標――ＢＯＤと電気伝導率

では、水質の汚染状況を知るには、どんなポイントに注目したらよいのだろうか。膨大な物質を検査し、数値化して汚染度を測るわけだが、あまり細かく見すぎると専門家以外にはわかりにくい。そこで、一般的な水質汚染の指標とされるのが、ＢＯＤ（生物学的酸素要求量）とCOD（化学的酸素要求量）である。前者が河川の水質汚染状況、後者が湖や海の水質汚染状況の目安とされてきた。

本書に関係するBODは、水中の微生物が有機物を二酸化炭素と水に分解するときに必要な酸素の量を、数値で表したものだ。必要とする酸素量が多ければ多いほど水中の有機物が多く、汚れていることを意味する。この数値が高ければ、透明度は下がる。

ただし、ここにも落とし穴がある。BODでとらえられるのは分解性の汚染物質だけであり、トリハロメタン、ダイオキシン、トリクロロエチレンなどは測定できない。

もうひとつの汚染の指標に、電気伝導率がある。水に溶かしたときに電流を流す物質を電解質という。たとえば、塩素、水酸化ナトリウム、硫酸、カルシウム、マグネシウムなどだ。こうした電解質が水中に多ければ、電気抵抗が小さいために電流を通しやすく、電気伝導率は高い。反対に電解質が少なければ、電流を通しにくく、電気伝導率は低い。つまり電気伝導率が高ければ、それだけ汚染物質も多いことを意味する。おおむね一〇〇マイクロジーメンス（電気の通りやすさを示す値）より少なければ、汚染度は低いとみてよい。

ほとんどの水溶性無機物は、水に溶けると陽イオン（プラスイオン）と陰イオン（マイナスイオン）とに分離する。イオンは電流を運ぶ（流す）役割がある。本書では、硫酸イオンとか塩素イオンというように、「イオン」をつけて表記した。そして、それぞれのイオンを合計した総イオン値によっても汚染度を見る。イオン化した物質が多くなるほど、電気伝導率は高くなる。

なお、ＥＵやアメリカでは、総イオン値の測定を水質汚染の指標としており、家庭で測定できる簡単なイオンメーターが販売されている。また、ＷＨＯ（世界保健機関）では、電気伝導率ではなく全溶解性物質（ＴＤＳ値）として表示している。これは水に溶けている無機の塩基と有機物の量を表す用語で、本書で利用する総イオン値と同じである。

ちなみに、超純水（純度が高く、味覚や臭覚を刺激する不純物を含まない水）の電気伝導率は〇・一マイクロジーメンスだ。市販の蒸留水は五〜六マイクロジーメンス、水道水がだいたい一〇〇マイクロジーメンスである。また、電気伝導率は水温が上昇すると高くなるため（一度で約二％）、夏や高温の排水がある場所では高い。

◆水の安全基準はどうなっているのか

日本では水道法によって水質の基準検査が定められている。水道により供給される水は同法第四条にもとづく水質基準に適合しなければならないとされ、四六項目の水質基準は二つに分けられている（表８）。

表8　水道法第4条にもとづく水質基準

健康に関連する項目(29項目)

項目名	基準値	項目名	基準値
一般細菌	1mℓの検水で形成される集落数が100以下であること	ジクロロメタン	0.02mg／ℓ以下
		シス-1,2-ジクロロエチレン	0.04mg／ℓ以下
大腸菌群数	検出されないこと	テトラクロロエチレン	0.01mg／ℓ以下
カドミウム	0.01mg／ℓ以下	1,1,2-トリクロロエタン	0.006mg／ℓ以下
水銀	0.0005mg／ℓ以下	トリクロロエチレン	0.03mg／ℓ以下
セレン	0.01mg／ℓ以下	ベンゼン	0.01mg／ℓ以下
鉛	0.05mg／ℓ以下	クロロホルム	0.06mg／ℓ以下
ヒ素	0.01mg／ℓ以下	ジブロモクロロメタン	0.1mg／ℓ以下
六価クロム	0.05mg／ℓ以下	ブロモジクロロメタン	0.03mg／ℓ以下
シアン	0.01mg／ℓ以下	ブロモホルム	0.09mg／ℓ以下
硝酸性窒素及び亜硝酸性窒素	10mg／ℓ以下	総トリハロメタン	0.1mg／ℓ以下
フッ素	0.8mg／ℓ以下	1,3-ジクロロプロペン(DD)	0.002mg／ℓ以下
四塩化炭素	0.002mg／ℓ以下	シマジン(CAT)	0.003mg／ℓ以下
1,2-ジクロロエタン	0.004mg／ℓ以下	チウラム	0.006mg／ℓ以下
1,1-ジクロロエチレン	0.02mg／ℓ以下	チオベンカルブ	0.02mg／ℓ以下

水道水が有すべき性状に関連する項目(17項目)

項目名	基準値	項目名	基準値
亜鉛	1.0mg／ℓ以下	1,1,1―トリクロロエタン	0.3mg／ℓ以下
鉄	0.3mg／ℓ以下	フェノール類	0.005mg／ℓ以下
銅	1.0mg／ℓ以下	有機物等(過マンガン酸カリウム消費量)	10mg／ℓ以下
ナトリウム	200mg／ℓ以下		
マンガン	0.05mg／ℓ以下	pH値	5.8以上8.6以下
塩素イオン	200mg／ℓ以下	味	異常でないこと
カルシウム、マグネシウム等(硬度)	300mg／ℓ以下	臭気	異常でないこと
蒸発残留物	500mg／ℓ以下	色度	5度以下
陰イオン界面活性剤	0.2mg／ℓ以下	濁度	2度以下

(出典) 厚生労働省健康局水道課資料。

これらは「生涯にわたって摂取しても健康に影響が生じないように、安全性を考慮して、設定されている」というのが、厚生労働省の見解である。

①健康に関連する項目＝二九項目。

総トリハロメタン＝一ℓあたり〇・一mg以下、大腸菌群数＝検出されないことなどの基準値が設定されている。

②水道水が有すべき性状に関連する項目＝一七項目

塩素イオン＝一ℓあたり二〇〇mg以下、陰イオン界面活性剤＝一ℓあたり〇・二mg以下などの基準値が設定されている。

さらに、水質基準を補完する項目として次の二つがある。

①快適水質項目＝一三項目

より質の高い水道水の供給をめざすための目標値。カルシウム、マグネシウムなど（硬度）が一ℓあたり一〇mg以上一〇〇mg以下、酸性とアルカリ性を示すPH値が七・五程度（中性）などが設定されている。前者は水質基準では一ℓあたり三〇〇mg以下と定められているが、「より質の高い水道水の目標とする値」として、別に定められた。

②監視項目＝三五項目

水道水の安全性を将来にわたって確保できるように、「検出状況を把握し、適宜水質管理に活用する」ために設定された。殺虫剤のフェニトロチオンが一ℓあたり〇・〇〇三㎎以下、合成樹脂の素材などに使用されるホルムアルデヒドが一ℓあたり〇・〇八㎎以下(暫定)などの指針値が設定されている。

このほか、ゴルフ場で使用されている農薬についても、有機リン系殺虫剤のクロルピリホスが一ℓあたり〇・〇〇四㎎以下、殺菌剤のキャプタンが一ℓあたり〇・三㎎以下など二六項目の水質目標が設定されている。

これらの項目のうち一般細菌、大腸菌群数、硝酸性窒素及び亜硝酸性窒素、塩素イオンなど計一〇項目は、厚生労働省の通達によって、必ず一カ月に一回、検査しなければならない。それ以外は、過去五年間の平均値が基準値・目標値・指針値の一〇%以下であれば、年に一回までの省略が許される。したがって、水質の悪い地域では一カ月に一回の検査項目が多い。たとえば水質汚染がひどい大阪府と大阪市の浄水場では、全項目を年間一二回以上検査している。

なお、カルシウムとマグネシウムは「硬度」と表記されているが、これは濃度と同じことである。単純にカルシウムイオン、マグネシウムイオンと表記したほうが、本来はわかりやすい。

◆一〇項目の数値で水質汚染を判断

水の汚染物質は膨大であり、すべてを検証していくことは不可能だ。そこで、本書では水質汚染を判断する材料をしぼった（本書に関連する自治体の浄水場のデータは第４章・第５章に示している）。水質に問題があるとみなした浄水場の年間平均値から、水温、PH、硫酸イオン、塩素イオン、ナトリウム、マグネシウム硬度、カルシウム硬度、総トリハロメタン、陰イオン界面活性剤、電気伝導率の一〇項目を抜粋したのである。

総トリハロメタンは、クロロホルム、ジブロモクロロメタン、ブロモジクロロメタン、ブロモホルムの総合計をいう。

トリハロメタンは、メタンとハロゲン元素（フッ素や塩素など五つの元素）が化合してできる。悪臭を放つどぶなどでは、ブクブクと泡が出ている。あの泡がメタンガスで、水中の有機物が腐敗するときに発生し、有機汚濁中のフミン質が原因とされている。このフミン質は特定の構造をもたず、データには現れない。下水処理や工場の廃水処理によって増加する硫酸イオン（水質基準項目や水質基準を補完する項目に入っていないため基準値はない）が、その指標となる。硫酸イオンは一般的に、河川の下流域ほど数値が高い。硫酸イオンは、排泄物などの汚染有機物によって増加するからだ。

汚染物質が多いほど、さまざまな菌類を殺すために、投入する塩素量が増える。第一次世界大戦でドイツ軍が毒ガス兵器として使用した塩素は、滅菌効果は非常に高い。ただし、有機物と反応を起こし、トリハロメタンを生成するという悪循環に陥る。総トリハロメタンは、硫酸イオンと塩素イオンの数値が高いほど、高い数値を示す。言い換えれば、水温が高く、電気伝導率が高くなるほど、トリハロメタンも増えるという関係である。したがって、水中の有機汚染物質を減らせば、総トリハロメタンは減ることになる。

ＷＨＯの報告では、これまでのラットを用いた動物実験から、塩素処理されたトリハロメタンを含む飲料水の摂取とガンによる死亡率の間に、次のような関係が示唆されているという。

クロロホルム＝肝臓ガン、甲状腺の腺腫など。

ジブロモクロロメタン＝肝臓ガン。

ブロモジクロロメタン＝肝臓ガン、尿細管の腺腫・腺ガン、腎臓の腺腫。

ブロモホルム＝大腸ガンなど。

カルシウムは低温の一〇℃前後で水によく分解するので、一〇月から翌年三月にかけて値が高く、水温が高い夏は減少する。なお、水質検査では、マグネシウムとカルシウムを炭酸カルシウムに換算して、ひとくくりに表示している場合もある。

大腸菌群数や一般細菌は、酸性度とアルカリ度を示すpHが六・二〜七・〇のときに増加しやすい。菌数が多くなると、塩素濃度の高い殺菌が必要とされる。

菌類は、水温が一〇度から四〇度の範囲では、上昇するほど増える。天然有機物は下水処理場などの排水が合流するほど多くなる。渇水時期は水温が高くなるから、水に含まれる菌の値も高くなり、水の汚染度が上がる。

陰イオン界面活性剤を抜粋したのは、乳ガン細胞の増殖を引き起こす働きがあることが培養実験で確認されているからである（一一五ページ参照）。

各自治体が行う水質検査のデータを調べると、検査回数が多いのは電気伝導率、水温、pHである。年に三六回調べた平均値が提示されている地域もあり、数字の信頼性は高いと言えるだろう。塩素イオン、硫酸イオン、ナトリウム、カルシウム・マグネシウム硬度は水質汚染が進んでいる地域では最低一二回検査されており、やはり一定の判断基準になる。一方、総トリハロメタンの検査回数は、大阪府は平均一二回だが、東京都は年間四回にすぎない。これでは、平均値として信頼するには回数が不足している。

電気伝導率の値に〇・六四を掛けると、水に含まれる平均的総イオン値を算出できる。この数値からカルシウムとマグネシウムを引くと、硫酸イオンや塩素イオンなどの有害なイオンが残る。この値が、より正確に汚染度を示す。当然、高いほど汚染が激しい。

◆水の汚染度と肝臓ガン・乳ガンの相関関係

西日本の多くの河川は淀川を除いて流域面積が小さく、流量も少ない。利根川をはじめ関東平野以東の河川と西日本の河川の水温には、年間平均で約二℃以上の差がある。たとえば、大阪府を流れる淀川や福岡県の河川の年間平均温度は一七℃を超す。これに対して、埼玉県を流れる利根川の場合は一五℃前後である。肝臓疾患の原因とされている総トリハロメタンは、夏場の渇水時期が最大になる。

山梨県と静岡県を除くと、肝臓ガンの五〇歳代以上の死亡者数が平均以上の府県は圧倒的に西日本に多い(図3)。それは、東日本に比べて水温が高くなる夏日が長く、菌数の増加にともない塩素殺菌の量が増えることと関係していると考えられる。

また、水には軟水と硬水がある。これは一般的にカルシウムとマグネシウムの含有量で表し、一ℓあたり六〇㎎以上含んでいるものが硬水と言われる。硬水という言葉は、ボイラーに使う水にカルシウムイオンやマグネシウムイオンが大量に含まれていると硬い缶石がつきやすいことから生まれたものである。関東地方では硬水が多い。硬水は石けんなど

図3　肝臓ガンの50歳代以上の人口10万人あたり死亡者数が多い府県

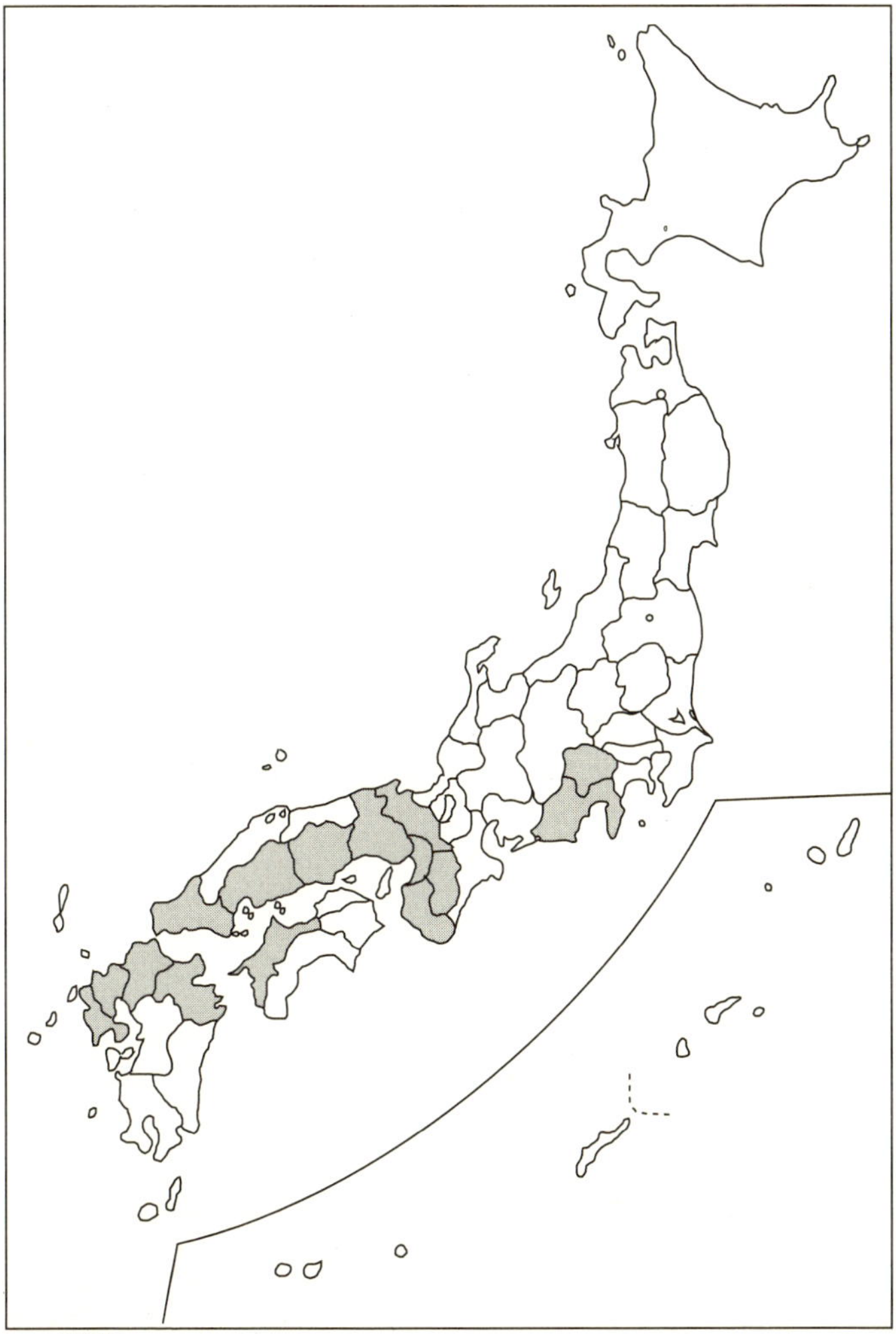

（注）［網掛け］が平均より多い府県である。

の泡立ちが悪いために合成洗剤の使用量が多く、そこに含まれる陰イオン界面活性剤が大量に河川に流れ込んでいる。そのために乳ガンの死亡率が高いと推測できる。その量は冬の渇水時期が最大になる。

肝臓ガンの場合も、乳ガンの場合も、渇水時期が水質の悪化に直接結びついていることが重要だ。

◆経済の変化が環境にもたらす影響

汚染で悪名が高かった大阪市の水質は、九四年をピークに改善されてきた。たとえば、柴島浄水場の原水の電気伝導率の年間平均値をみると、九四年には一九六マイクロジーメンスだったが、九五年に一八二、九六年に一七八、九七年に一六八、九八年に一六七と下がった。市内の各浄水場の平均でも、一五〜二〇％低くなっている。バブル崩壊後、経済成長の減速とともに、水質がよくなってきているのだ。

この傾向は、大阪市だけではなく全国の河川に共通している。低成長が水質改善の最適な対策というのは、皮肉な現象である。アメリカのブッシュ大統領は、経済が安定して成長しなければ環境は保全されないと主張して、CO_2の排出を規制する京都議定書の批准を拒否している。日本政府は、景気の低迷による水質改善効果を訴えて反論すべきである。

こうした事実は、大量生産・大量消費・大量廃棄が環境負荷を増す原因であり、経済構造の転換以外に環境も水質も改善されないことを如実に示している。昨今の日本経済の低迷は、環境を守る経済のあり方、とくに生産活動のあり方を見直すために神が与えた、思考変革の絶好の機会であるといえるだろう。今後は、すべての商品に生産段階から環境に与える影響やコスト、リサイクル方法の表示などを義務づけるシステムが欠かせない。

一方で、繊維・染色・化学・プラスチック加工・金属加工などの分野では、多くの企業が海外に生産基地を移転している。それにともなって、東南アジアや中国の環境汚染が心配される。なかでも、中国の大気汚染は直接、日本に密接な影響を及ぼす。それは酸性雨の原因をつくり出し、湖・森林・文化財などに被害をもたらす。

いうまでもなく、水質と水量の安定は上流地域の森林によって維持されてきた。すでに近畿地方や中国地方の水源である鈴鹿山系や中国山地の森林は酸性雨の影響を強く受け、多くの松が枯れ、倒木が散乱している。加えて、戦後に杉に偏った植林が進んだ森林の大半は採算性の低下とともに放置され、間伐などの手入れが行われていない。それは、五三ページで述べたように水質の低下に結びつくのである。

第4章　水源から遠いほど肝臓ガンが増える

◆トリハロメタンとカルシウムイオンと肝臓ガンの因果関係

これまでも、肝臓ガンの発生に地域差があるという指摘は見られた。だが、その多くは、C型肝炎との関係（C型肝炎から肝硬変、さらには肝臓ガンへの移行）や、低温度（三〇〇～七〇〇度）の焼却灰から派生するダイオキシン類による影響として説明されている。これに対して、筆者は、地域差の原因として重要なのは、トリハロメタンの含有量とカルシウムイオン値であると考えている。この二つは、飲料水の水源や浄水場によって地域差が大きいからである。

すでに述べたように、トリハロメタンは殺菌のために水道水に塩素を投入することによって発生する発ガン物質である。浄水場からの距離が遠いほど、トリハロメタンの含有量は多い。遠距離になると殺菌のための塩素濃度が高くなり、有機物との反応が増加するからである。一〇㎞で三ppb（㎎／ℓ）増えるとされている。

カルシウムイオン値については、関東平野はじめ利根川水系から北の地域は高く、木曽川、長良川、淀川水系は低い（七二ページの表9と九三ページの表16を比べると、その差がよくわかる）。また、沖縄県には隆起サンゴ礁からつくられた土地が多く、一ℓあたり三〇〇

mg以上と、牛乳に含まれる量と変わらないぐらい高い地域もある。一般に、水中に含まれるカルシウムイオンが高い地域は、肝臓ガンの死亡率は低い。

そして、トリハロメタンが多く含まれ、カルシウムイオン値が低い地域では、明らかに肝臓ガンの死亡率が高い傾向がある。

◆淀川へ依存する大阪府の飲料水

大阪府の水道は、淀川への依存度がきわめて高い。まず淀川水系について説明しよう。淀川は琵琶湖の最南端を水源とし、上流部分は宇治川と呼ばれる。京都盆地の南部を西に流れる宇治川は、八幡《やわた》市で京都府南部を流れる木津川、京都市西部を流れる桂川と合流して大阪湾に注ぐ。京都市街地東部を流れる鴨川は、市の南部で桂川に合流している。

鴨川は下水処理が完備しており、下水処理水が合流する南部までの市街地では清流を保っている。しかし、桂川は上流の大堰《おおい》川に日吉ダムが建設されてから水質が悪化した。嵐山の清流は過去の話で、亀岡市の人口増加とも相まって川底に泥が堆積し、澱《よど》んだ河川になっている。かつては嵐山の渡月橋《とげつきょう》から鮎が飛び跳ねる姿が見られたが、現在では川底の石が見える日さえ少ない。木津川も上流にダムが建設されて水量が低下したうえ、宇治市・城陽市《じょうよう》・京田辺市などの人口増加と下水処理の未整理により、汚染が進んだ。

京都市は古く明治時代に、産業振興や路面電車に必要であった発電のために、琵琶湖から トンネルを掘って、琵琶湖疎水を完成させた。その後、明治四五(一九一二)年に水道水の供給が始まる。現在も一〇〇%琵琶湖の水を水道水に利用し、政令指定都市のなかで唯一、潤沢な水量を確保できている。明治時代の公共事業によって確保された水資源が、いまも効率よく利用されていると言えるだろう。

ただし、水源周辺の環境は大きく変わった。水源にほど近い三井寺付近は、七〇年ごろまでは琵琶湖に生息する淡水魚のモロコが多く釣れたが、いまはその面影もない。当時の輝きを見るには、琵琶湖大橋よりもはるかに北、西岸の高島郡今津町あたりまで北上しなければならない。

大阪府のほぼ全域と、兵庫県では神戸市の六甲山の海側(神戸市の供給量の約七五%で、阪神水道企業団から購入)までが、淀川の水を水道水に利用している。浄水場は上流から順に枚方《ひらかた》市の村野浄水場、摂津市の三島浄水場、守口市の庭窪浄水場の三つである。淀川の取水口は、上流から順に枚方市の自己水源から始まり、大阪市、阪神水道事業団など流域九自治体のものがあり、柴島浄水場(大阪市東淀川区)の取水口が最下流である。

◆大阪市の肝臓ガン死亡率は日本一高い

人口一〇万人あたりの肝臓ガン死亡者数が全国一位の大阪府、二位の福岡県では、当然ながらほとんどの市町村で全国平均より死亡者数が多い。とりわけ目につくのが大阪市で、一三二・五人(二二ページ表4参照)。この数字は、全国平均の七二・二六人の一・八三倍である。二四ある区に、全国平均以下は一つもない。もっとも少ないのは天王寺区で八一・二人、もっとも多いのが浪速《なにわ》区で二三四人と、全国平均の実に三・二四倍である(この両区は隣接している。なぜ、これほどの差が生じるのかについては、まだ決定的な原因をつかめていない)。

大阪市の水源は一〇〇%淀川に依存し、浄水場は上流から順に豊野浄水場(寝屋川市、取水口は一五㎞上流の枚方市)、庭窪浄水場、柴島浄水場(取水口は東淀川区と摂津市)がある。大阪市の浄水場における総トリハロメタン値は、一ℓあたり〇・〇一㎎～〇・〇一一㎎である。これに対して淀川水系ではない神戸市の浄水場は一カ所を除いて〇・〇〇四㎎～〇・〇〇五㎎と、一ケタ少ない。トータルな水質汚染を表す電気伝導率(単位マイクロジーメンス)は、大阪市が一六六～一九〇で平均が一七六。神戸市の場合は一カ所を除いて大阪市

表9　大阪市と神戸市の浄水場の水質の比較

（単位mg/ℓ、電気伝導率のみ us/cm）

項目	大阪市			神戸市			
	柴島	庭窪	豊野	本山	住吉	奥平野	千苅
水温	18.2	18.4	17.7	15.2	13.9	17.8	16.4
pH	6.9	6.7	7.5	7.0	7.2	7.2	6.9
硫酸イオン	21.9	22.6	19.6	—	—	—	—
塩素イオン	14.4	19.0	12.7	10.3	9.3	15.9	8.3
ナトリウム	20.0	14.2	14.2	—	—	—	—
硬度	43	44	38	40	46.4	52.8	19.3
カルシウム	33	34	30	—	—	—	—
総トリハロメタン	0.01	0.01	0.011	0.005	0.004	0.004	0.013
陰イオン界面活性剤	<0.02	0.02	<0.02	0.00	0.00	0.00	0.00
電気伝導率	190	173	166	150	154	193	102

（注1）神戸市には上記のほかに上ヶ原・有馬の2浄水場がある。
（注2）1998年度のデータである。
（注3）大阪市は、水温・pH・電気伝導率は年365回、その他は年12回、神戸市はすべて年12回測定の、それぞれ平均値である。

の最低より低く、平均は一五〇だ（表9）。

なお、表9・13・16・17では硬度・総硬度とかカルシウム・Caイオン・カルシウム硬度のように呼称が統一されていない。これは、原データの表記に従ったためである。

他都道府県から大阪府に引っ越してきた人びとが最初に気にするのは水質であるという。その水質の悪さ、水のまずさは、全国に知れ渡ってきた。昭和四〇～五〇年代はとくに塩素の臭いが強く、当時の水質検査の調査報告書を読むと苦情が多く掲載されている。

◆原因は淀川の水質にあり

そこで、肝臓ガンと飲料水の水質の関係を調べてみた。

肝臓ガンに結びつきやすいB型肝炎、C型肝炎は、血液と経口からの感染によって起きる。大阪府全域に共通する経口物質は水道水である。府下の市町村では七二・七％が淀川水系から水道水の供給を受けており、肝臓ガン死亡者数の分布と水源の相関関係は高いと考えられる。

淀川流域の市は上流から枚方市、高槻市、寝屋川市、摂津市、守口市、大阪市だ。このうち、五〇歳代以上の人口一〇万人あたり死亡者数(九九年)が一〇〇人以下は摂津市と枚方市で、他は一〇四・〇～一三二・五人である(表10)。枚方市は大阪府内で最上流の位置に自主取水口をもっている。

一方、五〇歳代以上の人口一〇万人あたりの死亡者数が少ないのは奈良県との県境に位置する交野《かたの》市(九八年は四三・五人と最小、九九年は七六・六人)、藤井寺市(九八年は五五・〇人で三番目に少なく、九九年は八〇・六人)、豊能《とよの》郡豊能町(九八年は六四・〇人、九九年は五一・三人で最小)などだ。大阪府平均の一二〇・二人(九八年)、一一五・七人(九九年)と比べて、明ら

表10　大阪府の市町村における肝臓ガンの50歳代以上の人口10万人あたり死亡者数

	98年	99年	府営水道供給率		98年	99年	府営水道供給率
大阪市	135.2	**132.5**	0	門真市	148.6	120.3	100.0
堺市	76.1	78.2	100.0	摂津市	77.0	82.1	72.1
岸和田市	98.5	77.0	92.8	高石市	98.8	98.8	85.0
豊中市	111.8	111.8	92.1	藤井寺市	55.0	80.6	59.6
池田市	146.6	93.8	2.5	東大阪市	118.5	116.0	94.2
吹田市	96.2	97.0	54.6	泉南市	102.2	66.1	75.2
泉大津市	148.7	**162.3**	73.1	四條畷市	136.6	115.0	97.6
高槻市	96.1	113.0	69.4	交野市	43.5	76.6	44.0
貝塚市	91.5	123.0	49.9	大阪狭山市	**180.7**	67.1	59.0
守口市	110.0	104.0	12.7	阪南市	129.1	92.8	93.9
枚方市	84.9	89.6	20.3	島本町	101.7	76.3	9.6
茨木市	120.2	105.6	79.7	豊能町	64.0	51.3	0
八尾市	129.0	126.0	97.6	能勢町	50.3	91.27	0
泉佐野市	160.6	106.0	79.7	忠岡町	160.5	77.4	100.0
富田林市	**174.9**	**121.8**	37.6	熊取町	110.7	78.8	95.2
寝屋川市	114.6	118.2	72.3	田尻町	**176.5**	**141.4**	61.5
河内長野市	94.1	117.0	31.2	岬町	**246.5**	**156.8**	77.1
松原市	147.3	120.0	92.8	太子町	96.6	126.3	24.7
大東市	120.8	103.4	98.7	河南町	62.8	78.0	39.0
和泉市	**160.2**	**144.0**	72.1	美原町	146.2	77.16	69.1
箕面市	100.1	77.7	86.5	千早赤阪村	70.6	126.7	15.6
柏原市	104.6	100.0	40.5	大阪府平均値	120.2	115.7	72.7
羽曳野市	100.6	108.2	54.5	全国平均値	71.44	72.26	

（注1）太字は死亡者の多い5市町である。
（注2）府営水道供給率は2000年のデータである。
（注3）大阪市は市営水道で、淀川の水である。

かに低い。また、豊能町は大阪府の市町村のなかで唯一、九八年も九九年も全国平均より少ない。

交野市の場合、約五〇％が自己水源の地下水を利用している。藤井寺市は一四％（〇二年八月現在）が自己水源であり、ここも地下水だ。豊能町は一〇〇％自己水源。そのうち約七七％が、兵庫県大野山中に発して兵庫県と大阪府を流れる猪名《いな》川を水源とし、約二三％を地下水から取り入れている。ここに、府営水道に多くを依存している市町や淀川から一〇〇％取水している大阪市との違いが見られる。自己水源の量が多く、淀川からの取水比率が少ないために、肝臓ガンの死亡者数が少ないと考えられるのだ。

◆浄水場から遠い地域、下流ほど肝臓ガンが増える

図4（七六ページ）を見ると、大阪府では南部に位置する市や町の死亡者数が淀川流域よりも概して多い。たとえば、泉南郡岬町・田尻町、泉大津市、和泉市、富田林市などは、大阪府の平均を相当に上回っている。大阪府営水道の三つの浄水場のうち約八〇％の供給能力をもつのは、枚方市の村野浄水場だ。ここから最南端の岬町までは約七五㎞ある。一〇㎞でトリハロメタンが三ｐｐｂ増加するので、岬町までで二一・五ｐｐｂ増加してい

図 4　肝臓ガンの 50 歳代以上の人口 10 万人あたり死亡者数が多い大阪府の市町

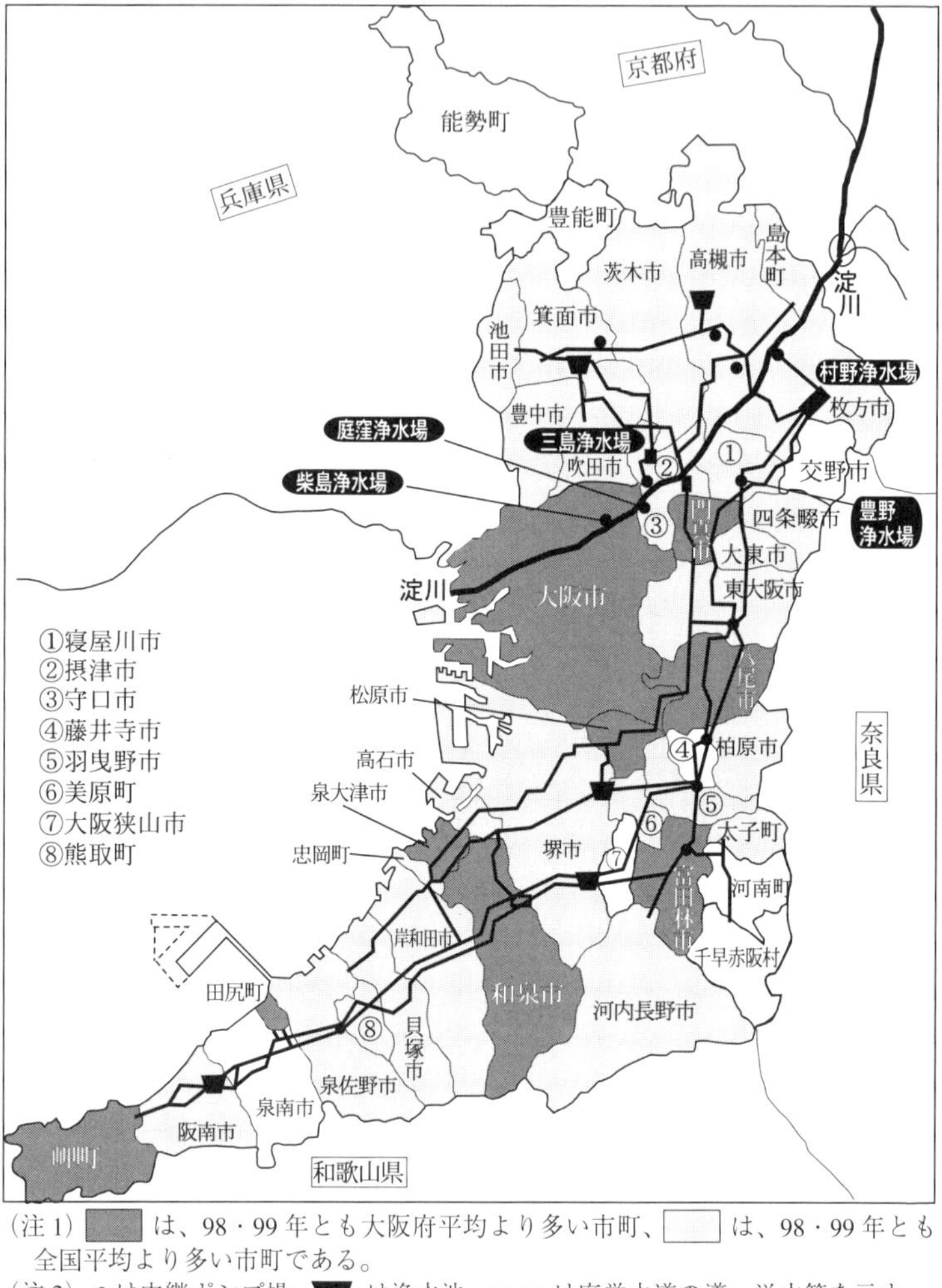

（注 1）▒ は、98・99 年とも大阪府平均より多い市町、□ は、98・99 年とも全国平均より多い市町である。

（注 2）●は中継ポンプ場、▼は浄水池、━━ は府営水道の導・送水管を示す。

る計算になる。浄水場から離れた地域に肝臓ガンが多い事実との相関関係を考えないわけにはいかない。

実際、岬町の肝臓ガン死亡率は異常に高い。九八年は二二人、九九年は一四人が亡くなり、一〇万人あたりに直すと九八年が二四六・五人、九九年が一五六・八人である。この数字は全国平均の九八年が三・四五倍、九九年が二・一七倍だ。

また、琵琶湖・淀川に飲料水を依存している地域および隣接する滋賀県の五〇歳代以上の人口一〇万人あたり肝臓ガン死亡者数は、次のように、下流になるにつれて高くなっている。

滋賀県＝五〇・四人
京都府＝七七・四人
京都市＝八〇・八人
大阪府＝一一五・七人
大阪市＝一三二・五人

とはいえ、大阪市の三つの浄水場は、厚生労働省が設定する水質基準に違反しているわけではない。総トリハロメタン値は、水質基準値の一ℓあたり〇・一㎎以下である。さらに、日本より厳しいドイツの基準値〇・〇二五㎎もクリアしている（国内には、千葉県の柏井西浄水場の〇・〇三三mgや柏井東浄水場の〇・〇二九mg(九五ページ表17参照)のように、この基準を上回るケースもある)。

ここで重要なのは、トリハロメタン以外の原因があるのか、それとも基準を見直す必要があるのかだ。筆者が各地の水質と肝臓ガンの因果関係を調べた経験では、ドイツの基準値を取り入れるべきではないかと考える。

大阪府は水質改善のために九八年七月から、三つの浄水場で大型平面高度浄水施設を稼働させた。この施設はオゾンによって初期殺菌を行い、総トリハロメタン値を減少させる構造である。ただし、アルデヒド、ケトン、プロモホルムという化学物質の増加が懸念される。この三つも、肝臓ガンを引き起こす原因の一つだからである。総トリハロメタン値の減少に主眼を置いたというのが府の見解だが、住民の健康にどのような影響が現れるのか、五〜六年間の経過を見なければならない。

◆肝臓ガン死亡率が二番目に高い福岡県

日本で五〇歳代以上の人口一〇万人あたりの肝臓ガンの死亡者数が二番目に多いのは、福岡県である。なかでも、北九州市と福岡市では、すべての区で全国平均より多い。九九

表11　北九州市と福岡市の区における肝臓ガンの50歳代以上の人口10万人あたり死亡者数

		98年	99年
北九州市	門司区	121.1	112.3
	若松区	210.6	204.1
	戸畑区	111.1	112.6
	小倉北区	146.8	126.6
	小倉南区	116.1	113.2
	八幡東区	83.5	79.2
	八幡西区	115.9	112.9
福岡市	中央区	109.4	92.5
	博多区	127.6	140.3
	南区	115.7	112.9
	早良区	112.9	92.6
	東区	104.4	92.8
	西区	106.3	108.9
	城南区	179.3	156.6

年の場合、北九州市では最低が八幡東区の七九・二人、最高が若松区の二〇四・一人、福岡市では最低が中央区の九二・五人、最高が城南区の一五六・六人となっている（表11）。

両市に加えて一〇万人あたりの死亡者数が多い状態が続いている市は、山田市、筑後市、古賀市、八女《やめ》市、大牟田市、大川市、行橋市、久留米市などだ（九九年の多い順）。いずれも、年間一〇〇人以上である（八〇〜八一ページ表12）。

郡部も含めて九八・九九年ともに一〇万人あたりの死亡者数が多い市町村を地図で表すと、一定の傾向が明らかになる（八二ページ図5）。単独の市町村だけが多いのではなく、隣接する二〜三の市町村に多い傾向がはっきりしている。それも、同じ河川の流域に沿った市町村の死亡者数が多い。それらを河川別に列挙してみよう。

矢部川流域＝八女《やめ》郡立花町、山門《やまと》郡瀬高《せたか》町・三橋《みつはし》町・大和《やまと》町、三池郡高田《たかた》町、大牟田市。

筑後川流域＝朝倉郡杷木《はき》町、三井《みい》郡北野町、久留米市、三潴《みづま》郡三潴町、大川市。

50歳代以上の人口10万人あたり死亡者数

	98年	99年	水道普及率(%)		98年	99年	水道普及率(%)
庄内町	—	106.8	96.6	瀬高町	159.6	129.2	82.8
頴田町	123.7	170.0	97.7	大和町	130.6	154.2	97.7
杷木町	247.9	190.3	57.5	三橋町	114.9	153.2	34.5
朝倉町	59.0	73.8	2.1	山川町	118.6	—	3.1
三輪町	19.2	76.8	6.9	高田町	108.8	87.0	92.9
夜須町	103.9	69.2	4.4	香春町	106.9	80.8	94.5
小石原村	181.0	—	76.0	添田町	79.1	102.0	98.8
宝珠山村	—	—	77.5	金田町	137.8	54.5	98.8
二丈町	—	—	—	糸田町	125.5	53.8	99.4
志摩町	—	—	—	川崎町	129.6	140.0	95.1
吉井町	139.0	92.6	6.7	赤池町	79.3	93.7	99.2
田主丸町	100.4	72.9	17.2	方城町	228.3	—	98.2
浮羽町	66.3	77.3	5.9	大任町	51.2	93.7	98.6
北野町	166.4	181.5	69.0	赤村	45.8	91.4	85.1
大刀洗町	110.8	143.5	48.5	苅田町	103.3	77.5	94.2
城島町	128.0	79.9	99.8	犀川町	123.2	87.6	0
大木町	241.3	103.4	97.6	勝山町	30.3	90.6	6.0
三潴町	228.5	81.5	97.6	豊津町	154.0	51.1	55.4
黒木町	48.6	87.2	32.8	椎田町	155.2	155.8	75.4
上陽町	131.9	98.9	47.9	吉富町	179.5	89.7	92.5
立花町	92.0	144.6	34.1	築城町	130.0	186.3	38.2
広川町	113.8	188.8	68.3	新吉富村	102.9	102.5	36.8
矢部村	51.0	—	0	大平村	96.5	128.5	5.0
星野村	55.4	110.8	60.6	平均	115.9	111.8	90.0

表 12　福岡県の市町村における肝臓ガンの

	98 年	99 年	水道普及率(%)		98 年	99 年	水道普及率(%)
福岡市	117.3	111.0	98.3	宇美町	164.8	86.5	97.1
北九州市	121.1	116.2	99.3	篠栗町	69.0	172.7	93.5
大牟田市	**123.1**	**133.2**	98.6	志免町	113.1	147.0	99.9
久留米市	122.8	110.4	96.9	須恵町	94.9	149.1	98.9
直方市	95.9	128.1	99.6	新宮町	84.3	38.5	99.1
飯塚市	98.4	127.4	97.8	久山町	121.8	29.7	95.0
田川市	90.6	128.7	97.8	粕屋町	133.1	77.2	94.0
柳川市	83.4	115.0	96.7	福間町	70.1	98.3	83.1
山田市	123.0	**164.5**	95.9	津屋崎町	**198.0**	84.9	64.1
甘木市	97.7	63.8	42.3	玄海町	100.8	60.5	89.4
八女市	**166.9**	**139.0**	44.8	大島村	—	—	—
筑後市	103.3	**149.4**	69.7	芦屋町	63.0	125.9	99.6
大川市	109.6	126.3	94.7	水巻町	146.6	48.8	100.0
行橋市	**124.3**	116.8	81.5	岡垣町	92.9	71.4	92.2
豊前市	66.5	96.8	54.9	遠賀町	70.5	84.5	99.5
中間市	87.9	96.7	100.0	小竹町	90.9	111.4	99.8
小郡市	**169.6**	93.0	75.4	鞍手町	125.0	**181.8**	95.6
筑紫野市	84.6	100.0	81.4	宮田町	142.1	63.1	95.9
春日市	100.7	112.5	99.4	若宮町	50.0	50.0	0
大野城市	**138.7**	50.8	98.0	桂川町	85.0	57.3	99.0
太宰府市	98.7	56.3	77.6	稲築町	45.0	44.8	100.0
宗像市	90.9	95.4	85.8	碓井町	145.1	174.0	100.0
前原市	68.5	89.9	75.5	嘉穂町	93.3	**186.4**	52.7
古賀市	120.4	**140.7**	78.9	筑穂町	51.2	51.2	84.0
那珂川町	131.9	87.3	79.3	穂波町	154.5	115.0	96.9

(注 1) 太字は死亡者数の多い 5 市・5 町村である。
(注 2) 水道普及率は 98 年のデータである。
(注 3) —はデータがない。

図5　肝臓ガンの50歳代以上の人口10万人あたり死亡者数が多い福岡県の市町村

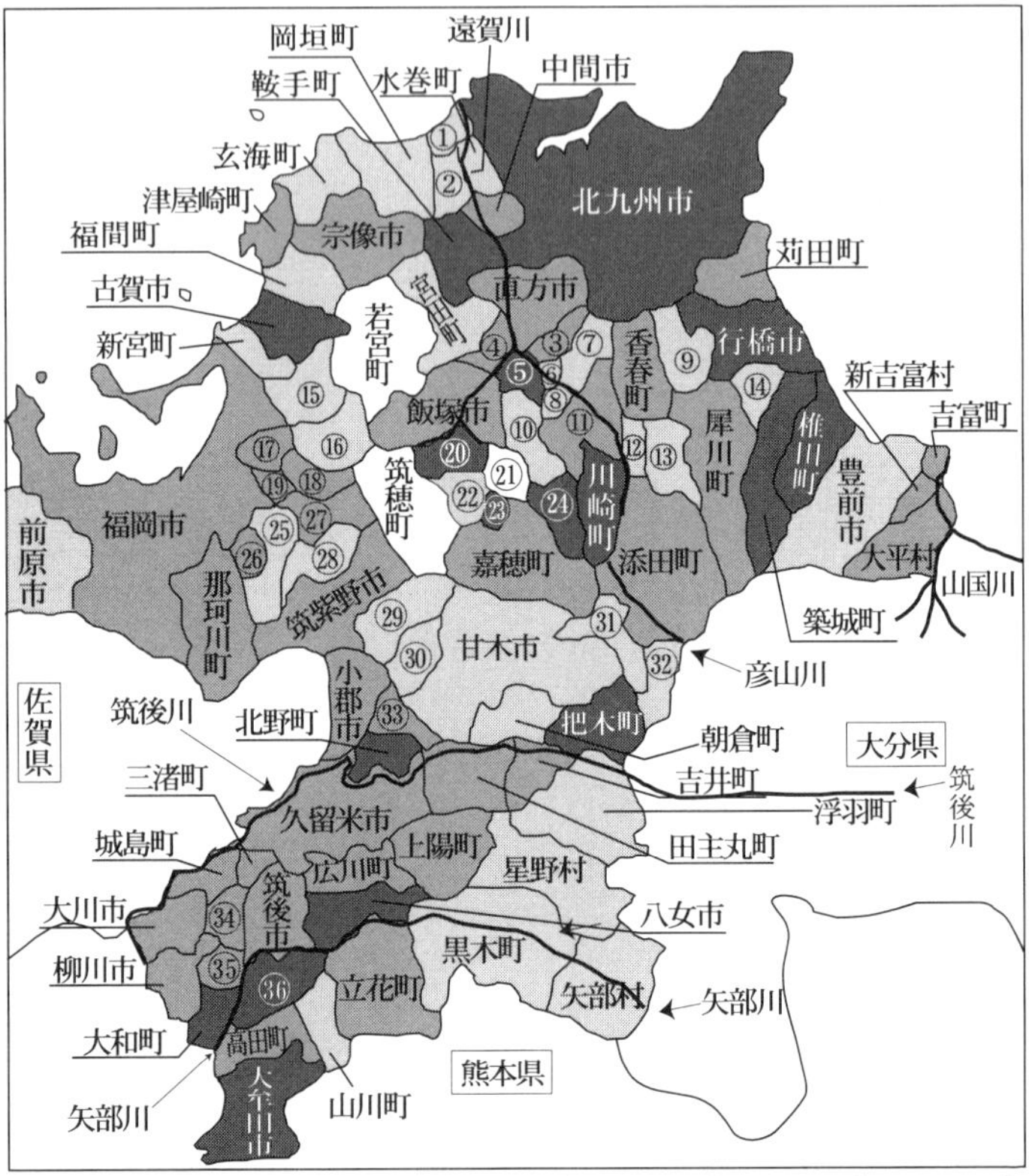

（注1）①芦屋町、②遠賀町、③赤池町、④小竹町、⑤頴田町、⑥金田町、⑦方城町、⑧糸田町、⑨勝山町、⑩庄内町、⑪田川市、⑫大任町、⑬赤村、⑭豊津町、⑮久山町、⑯篠栗町、⑰粕屋町、⑱須恵町、⑲志免町、⑳穂波町、㉑稲築町、㉒桂川町、㉓碓井町、㉔山田市、㉕大野城市、㉖春日市、㉗宇美町、㉘大宰府市、㉙夜須町、㉚三輪町、㉛小石原村、㉜宝珠山村、㉝太刀洗町、㉞大木町、㉟三橋町、㊱瀬高町。

（注2）■ 98・99年ともに県平均値より多い市町村、■ 98・99年ともに全国平均より多い市町村、□ 98・99年ともに全国平均より少ない市町村、■ その他。

（注3）データのない大島村、二丈町、志摩町は地図から省略した。

山国川流域＝築上《ちくじょう》郡大平《たいへい》村・新吉富村・吉富町。
彦山《ひこさん》川流域＝嘉穂《かほ》郡嘉穂町・碓井《うすい》町、田川郡川崎町、山田市。
福岡県の大きな水源は、筑後川水系と遠賀《おんが》川水系である。いずれも水量は多くなく、各地に小規模なダムが点在し、水質は一定しない。水道の普及率は九〇％だ。

福岡県内を流れる河川の汚染状態を示すデータは入手できていない。ただし、約二〇年にわたって農業指導を目的に訪問してきた経験から、炭坑の跡地は保水性に欠け、河川の水量が少ないことを実感している。野菜のハウス栽培では、常に地下水や河川の硬度を測定する必要がある。筆者の測定結果では、河川の場合、カルシウムイオンとマグネシウムイオン値の合計は平均して三〇～四五と低かった。亜鉛、アルミニウム、鉄なども検出された。

九八年・九九年ともに五〇歳代以上の一〇万人あたり死亡者数が全国平均以下は、鞍手《くらて》郡若宮町、嘉穂郡筑穂《ちくほ》町・稲築《いなつき》町の三町だけである（このほか矢部村が九九年のデータが不明で、九八年は平均以下）。若宮町は公的な水道施設がないし、筑穂町と稲築町は浅い井戸や小さな河川からの自己水源によって飲料水を供給している。水質が安定しない県営水道を使用せずに自己水源によっている町の死亡者数は少ない、という傾向がはっきりしているのだ。

◆水質が悪い浄水場の水を飲む若松区で肝臓ガン死亡者数が異常に多い

北九州市内の飲料水は、約六〇％が遠賀川から供給されている。市内には六つの浄水場がある。穴生《あなお》浄水場（八幡西区）は遠賀川流域では最大の供給能力（市全体の三九％）をもち、おもに八幡西区、八幡東区、戸畑区へ供給している。畑浄水場は、遠賀川流域に隣接した八幡西区南部が供給地域である。柴川・今川・山国川を水源とする井手浦・道原・葛牧の各浄水場はおもに門司区、小倉北区、小倉南区へ供給している。そして、遠賀川を水源とする本城浄水場からはおもに若松区へ供給されている。

ここで注目すべきは、若松区の五〇歳代以上の人口一〇万人あたりの肝臓ガン死亡者数が異常に多いことだ。九八年が二一〇・六人、九九年が二〇四・一人と、全国平均の三倍近い。市内の他の区と比べても、一・四〜二・六倍だ（七九ページ表11参照）。

九九年の水質検査では、本城浄水場の総トリハロメタン値は一ℓあたり〇・〇二四㎎、電気伝導率は三五一マイクロジーメンス。いずれも、六浄水場のなかで最悪の数字を示している（表13）。〇一年六月の検査でも、総トリハロメタン値は〇・〇三二㎎と、最悪にかわりはない。大阪市でもっとも悪い柴島浄水場がそれぞれ〇・〇一㎎と一九〇マイクロ

表13　北九州市の浄水場の水質の比較

（単位：㎎／ℓ、電気伝導率のみ us／㎝）

項目＼浄水場	本城	穴生	道原	葛牧	井手浦	畑
水　温	18.5	17.1	15.0	18.2	15.3	13.9
pＨ	7.2	7.1	7.1	7.1	7.2	7.0
硫酸イオン	63	35	6	21	7	14
塩素イオン	22	18	6	12	7	12
ナトリウム	29	18	—	—	—	—
総硬度	97	80	28	101	31	45
Ca イオン	31	24	8.1	35	9.9	14
総トリハロメタン	0.024	0.019	0.006	0.000	0.010	0.014
陰イオン界面活性剤	<0.02	0.02	—	—	—	—
電気伝導率	351	281	96	260	103	143

（注1）2000年度のデータである。
（注2）水温･pH･電気伝導率は本城･穴生が年48回、他は12回、総トリハロメタンは本城･穴生が23回、他は12回、その他は年12回測定の、それぞれ平均値である。
（注3）Ca イオンは，カルシウムイオンのことである。

ジーメンスであることと比べても、いかに汚染されているかがわかるだろう。

すでに述べたように、電気伝導率が高ければ、硫酸などのイオン化した物質が多く、汚染度もそれだけ高い。実際、本城浄水場の硫酸イオン値は、全国一高い一ℓあたり六三㎎。汚染が進んでいる東京都の金町浄水場の三七㎎、大阪市の庭窪浄水場の二二・六㎎と比べても、異常な高さだ。塩素イオン値とナトリウムイオン値も、同様に高い。

本城浄水場の電気伝導率を総イオン値に換算すると約二二四・六㎎。ここからカルシウムイオン、硫酸イオン、塩素イオン、ナトリウムイオンを引くと、約八〇㎎だ。マグネシウムイオンの数値がないが、まだ多くのイオン化した物質が存在することになる。その特定が重要な鍵をにぎっていると考えられる。

◆産業廃棄物の放置で肝臓ガン死亡者数が約二倍に

和歌山県橋本市の市街は、奈良県との県境に近い紀ノ川の両岸に広がる。紀ノ川の上流である吉野川は、奈良県の大台ケ原に源を発している。大台ケ原は国内でもっとも降水量が多い地域のひとつで、吉野川は鮎やヤマメの釣りファンが訪れる地として有名である。紀ノ川両岸は古くから園芸作物の生産が盛んで、柑橘類の産地だ。

吉野川の上流に津風呂《つぶろ》ダム、大滝ダム、大迫《おおさこ》ダム、猿谷《さるたに》ダムが建設されて以来、水量が減り、粉河《こかわ》橋から下流では汚染が目立つ。しかも、和歌山県は公共下水道の整備が全国でもっとも遅れており、約八%が処理されているにすぎない(二〇〇〇年現在)。流域自治体や市民の間に、生活排水の処理と河川環境に対する認識が薄いように見受けられる。

橋本市では八六年、産業廃棄物の放置事件が発覚し、高濃度のダイオキシンが土壌から検出された。廃棄場所の下流域の土壌から一gあたり四万四〇〇〇ピコグラムものダイオキシンが検出されたのだ。アメリカ・カナダ・ドイツ・オランダの居住地の基準値は一〇〇〇ピコグラムだから、その四四倍もの高濃度である。廃棄された場所は、紀ノ川の北岸

表14　紀ノ川流域の50歳代以上の肝臓ガンと40歳代以上の乳ガンの人口10万人あたり死亡者数

	肝臓ガン		乳ガン	
	98年	99年	98年	99年
橋本市	78.45	146.44	19.88	39.77
高野口町	107.43	74.79	—	20.00
九度山町	105.48	52.74	48.00	—
かつらぎ町	70.56	114.65	—	14.00
那賀町	61.35	61.35	—	—
粉河町	76.51	54.89	19.00	19.00
打田町	75.51	60.42	10.00	11.00
桃山町	22.22	155.52	39.00	—
岩出町	114.38	114.38	18.80	18.00
貴志川町	144.06	43.21	18.00	18.00
和歌山市	101.69	99.62	27.36	27.36

より約五km北に位置する葛城《かつらぎ》山系の麓だ。

ダイオキシンによる土壌汚染は、地下水を飲料水として利用する地域全体への影響が強いので、調査・分析が欠かせない。早速、和歌山県下のデータを調べてみた。

和歌山県内の紀ノ川は、県の北部を西へ向かって流れる。最上流が橋本市で、上流から伊都《いと》郡高野口《こうやぐち》町・九度山《くどやま》町・かつらぎ町、那賀《なが》郡那賀町・粉河町・打田《うちた》町・桃山町・岩出《いわで》町・貴志川《きしがわ》町だ。そして、最下流は和歌山市である。

これらの市町村の五〇歳代以上の肝臓ガンと四〇歳代以上の乳ガンの人口一〇万人あたり死亡者数は、表14のとおりだ。

人口の少ない市町村では一年で死亡数が大きく増減する場合があり、二～三年の数字の比較では正しい判断とは言えない場合もある。だが、三〜四万人規模になれば一定の傾向が読み取れる。

橋本市は九九年に肝臓ガン・乳ガンともに著しい増加傾向が見られる。最下流の和歌山市より多くなり、一年間で二倍近くに増えている。これは、決して偶然とは考えられない。ダイオキシンが何らかの影響を与えていると判断するのが自然だろう。一方、下流の和歌山市や岩出町では、この時点では肝臓ガンは増えていない。とはいえ、全国平均の七二・二六人や和歌山県平均の八五・六人より多い。

ダイオキシンの人体への影響は、身体的な弱者ほど大きくなる。専門家は、C型肝炎や肝硬変などの病気をもっている人やホルモンバランスを崩している人に影響が現れやすいと指摘している。

◆東京二三区の肝臓ガン死亡者は東部に集中

東京二三区の五〇歳代以上の人口一〇万人あたりの肝臓ガン死亡者数と、飲料水を供給している浄水場を表15に整理した。死亡者数は全国平均の七二・二六人に対して七一・〇人だから、ほぼ同じといってよい。ところが、区別にみると、最少が大田区の五七・一

表15　東京23区における肝臓ガンの50歳代以上の人口10万人あたり死亡者数と飲料水を供給している浄水場

	98年	99年	浄水場		98年	99年	浄水場
千代田区	66.7	**77.8**	混合、朝霞	中野区	68.1	**74.5**	混合
中央区	**97.2**	**80.8**	金町、朝霞	杉並区	55.2	61.3	東村山、混合、朝霞
港区	59.7	66.4	朝霞、混合				
新宿区	66.1	59.4	混合	豊島区	68.0	**72.1**	混合、三園
文京区	53.6	57.9	混合、朝霞	北区	67.6	**73.0**	三園、金町
台東区	**123.7**	**87.0**	金町、朝霞	荒川区	**83.8**	**95.0**	金町
墨田区	**71.3**	**73.5**	金町	板橋区	65.8	**78.7**	三園、混合
江東区	**93.1**	**80.4**	金町	練馬区	60.6	60.6	東村山、混合
品川区	56.4	**71.5**	朝霞、長沢	足立区	**85.2**	**85.6**	金町
目黒区	65.7	68.2	朝霞、長沢	葛飾区	**73.1**	**83.0**	金町
大田区	69.3	57.1	朝霞、長沢	江戸川区	**75.8**	**76.4**	金町
世田谷区	66.5	64.7	砧、朝霞、長沢、混合	23区平均	69.6	71.0	
渋谷区	62.2	58.9	混合	東京都平均	64.9	71.3	

（注1）混合は、東村山、朝霞、三郷の三つの浄水場からの供給を意味する。
（注2）太字は23区平均より高い区である。

人、最大が荒川区の九五・〇人で、大幅な開きがある（九九年）。

二三区のなかで平均以上の区は、多い順に荒川区、台東区、足立区、葛飾区、中央区、江東区、板橋区、千代田区、江戸川区、中野区、墨田区、北区、豊島区、品川区である。このうち豊島区と品川区を除く一二区が全国平均より多い（いずれも九九年の数字）。なお九八年は多い順に台東区、中央区、江東区）。明らかに東部に集中していることがわかる。

◆原因は金町浄水場にあり!?

二三区民に水道水を供給する浄水場

は一〇カ所だ（玉川浄水場は水質悪化のため、七〇年に飲料水としての供給を停止した）。このうち、供給量が多いのは、朝霞（埼玉県朝霞市）・金町（葛飾区）・東村山（東村山市）・三郷《みさと》（埼玉県三郷市）の四浄水場である。半数以上の区は、複数の浄水場から給水されている。ここで重要なのは、肝臓ガン死亡者数の多さと浄水場との間に強い相関関係があることだ。

五〇歳代以上の人口一〇万人あたり肝臓ガン死亡者数が最大の荒川区をはじめ多い順に上から六区は、すべて金町浄水場から供給されている。三郷浄水場から供給されている区（表15で「混合」と表記されている区を含む）も死亡者数が多い。この二つの浄水場は、ともに利根川・荒川水系である。反対に少ない区は、大田区・新宿区・練馬区のように東村山浄水場や長沢浄水場（神奈川県川崎市）から供給されている。この二つは、多摩川水系と相模川水系だ。東村山浄水場はおもに三多摩地域に供給しており、その市町村では死亡者数が少ない。

東京都の水道水の七八％は、利根川・荒川水系から、一九％が多摩川水系から供給されている（朝霞浄水場と三園浄水場に荒川水系が含まれている）。残りが相模川水系と、昭島市のような地下水（多摩川の伏流水）の利用である。

図6は、各区に供給している浄水場と五〇歳代以上の人口一〇万人あたりの肝臓ガン死亡者数の関係を示している。金町浄水場からだけ供給されているすべての区の肝臓ガンの

図6　肝臓ガンの人口10万人あたり死亡者数が東京23区の平均より多い区と供給している浄水場

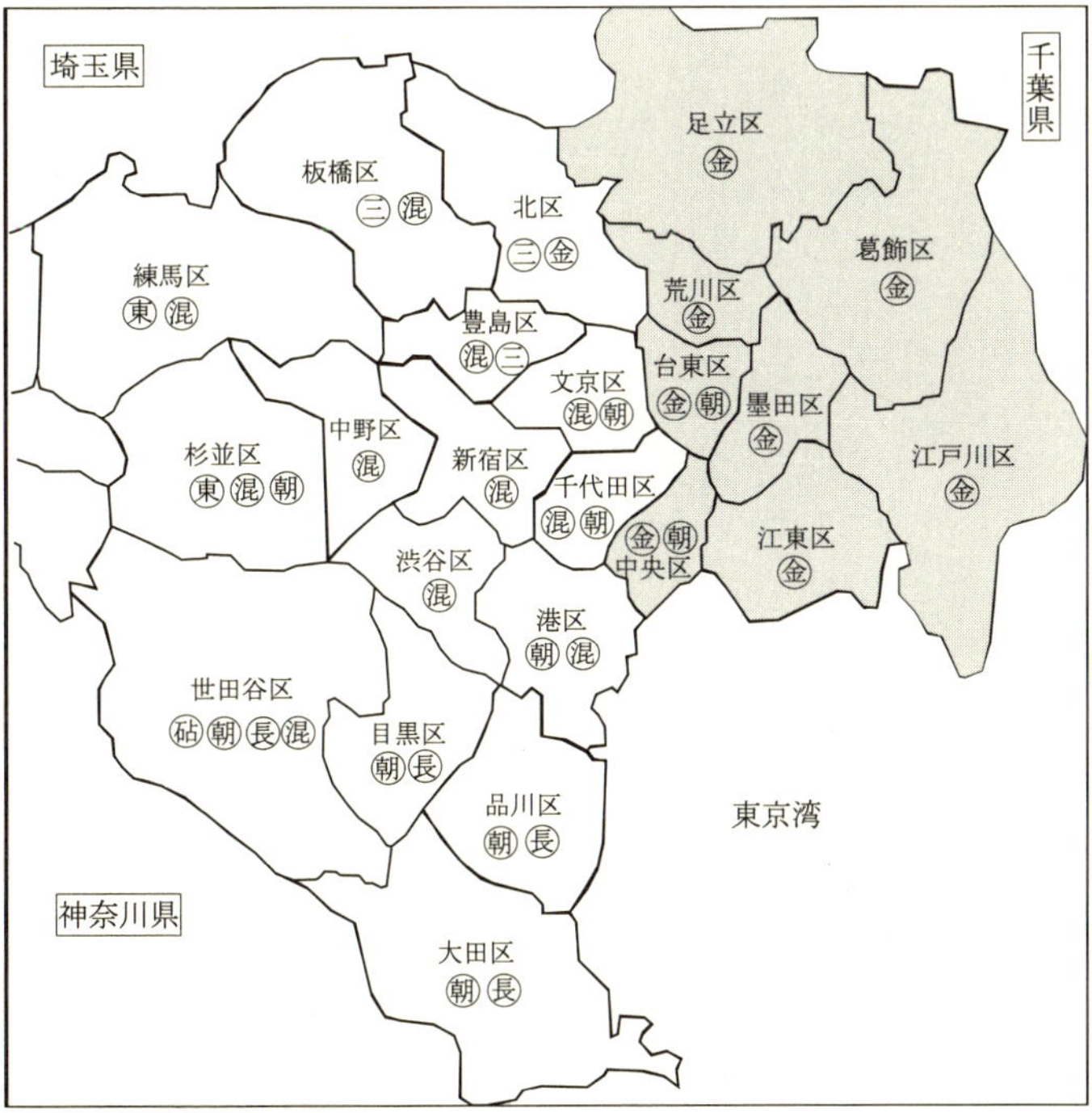

（注1）▒▒ は98・99年ともに23区の平均より高い区である。
（注2）㊎＝金町、㊐＝朝霞、㊂＝三園、㊔＝長沢、㊖＝砧、㊍＝東村山の各浄水場をいう。㊋は東村山、朝霞、三郷の三浄水場の混合である。

死亡者数が、二三区の平均より多いことがわかるだろう。板橋区や千代田区は、九九年は平均より多いが、金町浄水場の供給区域には含まれていない。ただし、板橋区はおもに三園浄水場(板橋区)、千代田区はおもに朝霞浄水場から取水していることが重要だ。これらは、ともに利根川・荒川水系である。

日本一の流域面積をもつ利根川は、群馬県北部を水源とし、埼玉県、茨城県、千葉県を流れて、銚子市で太平洋に注ぐ。その支流が江戸川と中川で、金町浄水場は江戸川下流の取水口から供給されている。

◆利根川水系と多摩川水系の水質が大きく違う

次に表16で東京都の各浄水場の水質を比較してみよう。参考のために、多摩地域に供給している浄水場のデータも加えた。

たとえば硫酸イオン値を見ると、利根川・荒川水系の金町、三郷、三園、朝霞の各浄水場は一ℓあたり三〇~三七㎎、平均は三三・二五㎎だ。これに対して多摩川水系の五浄水場は、境浄水場(武蔵野市)の八㎎や小作浄水場の一六㎎と、相当に低い(杉並浄水場は地下水)。砧下浄水場(世田谷区)の三八㎎のような例外的に高いケースを含めても、平均では二

表16　東京都の浄水場の水質の比較（単位：mg／ℓ、電気伝導率のみ us／cm）

浄水場 / 項目	長沢	杉並	砧下	砧	小作	境	東村山	三園	朝霞	三郷	金町
水温	14.8	16.4	17.3	16.8	12.6	15.2	14.9	15.7	15.4	16.1	16.9
pH	7.2	6.3	6.5	6.7	7.0	7.5	7.0	7.2	7.0	7.0	69
硫酸イオン	13	23	38	30	16	8	21	32	30	34	37
塩素イオン	9.6	20.5	18.2	16.6	3.9	3.8	17.5	24.7	23.7	23.8	25.7
ナトリウム	7.2	14	21	17	3.9	4.0	8.5	19	14	15	16
マグネシウム硬度	19.9	33.0	31.3	25.2	5.1	6.9	12.7	20.1	18.1	21.2	23.1
カルシウム硬度	32.9	48.6	67.4	55.6	37.0	34.9	46.9	58.8	57.4	50.2	50.0
総トリハロメタン	0.007	0.012	0.0039	0.0049	0.0095	0.00	0.013	0.020	0.024	0.019	0.014
陰イオン界面活性剤	0.00	0.01	0.00	0.00	0.01	0.00	0.02	0.07	0.08	0.04	0.03
電気伝導率	147	248	295	254	109	105	179	267	245	252	255

（注1）1998年度のデータである。
（注2）水温・PH・電気伝導率は年200回以上、硫酸イオン・塩素イオン・ナトリウムは年12回、マグネシウム硬度・カルシウム硬度は年4回以上、その他は年4回測定の、それぞれ平均値である。

二・六〇mgである。三分の二にすぎない。

塩素イオン値は金町が二五・七mg、三郷が二三・八mgで、境の三・八mgや小作の三・九mgの六倍前後である。平均では利根川水系が二四・四八mg、多摩川水系が一二・〇〇mgと、利根川・荒川水系が約二倍だ。

利根川・荒川水系のこれらの数値は、電気伝導率を含めて大阪市の三つの浄水場をも上回っている（七一ページ表9参照）。

総トリハロメタンは朝霞がもっとも高く〇・〇二四mg、これに続くのが三園の〇・〇二〇mgで、平均値は〇・〇一九mgもある。一方、多摩川水系の場合は〇・〇〇~〇・〇一三㎎で、平均値は〇・〇〇六㎎だ。ただし、東京都の総トリハロメタン値のデータは年四回の平均値であり、正確性には疑問が残る。

いずれにせよ、多摩川水系に比べて利根川・荒川水系の浄水場では、肝臓ガンに影響する項目の数値が明確に高い。たしかに、金町浄水場も含めて、厚生労働省が決めた水質の安全基準はクリアしている。それでも、特定の浄水場の水を飲んでいる区で肝臓ガンの死亡者数が異常に多いのだ。五〇歳代以上の人口一〇万人あたり、九九年は最大の荒川区と最少の大田区で三七・九人、九八年は最大の台東区と最少の文京区で七〇・一人もの差がある。これは、現在の水質基準を抜本的に見直す必要性を物語っているだろう。

◆利根川では下流域ほど肝臓ガンの死亡者数が多い

では、やはり利根川水系から飲料水が供給されている千葉県と埼玉県の水質は、どうだろうか。

千葉県の県営水道は、ほとんどを利根川水系に依存している。県内には六つの浄水場がある。たとえば利根川の下流域では木下《きおろし》取水場（印西市）から北総浄水場（印旛《いんば》郡本埜《もとの》村）に送られ、県北地域（船橋市・習志野市・千葉ニュータウンなど）に供給されている。また、江戸

表17　千葉県の浄水場の水質の比較（単位：㎎／ℓ、電気伝導率のみ us／㎝）

項目＼浄水場	古ガ崎	栗山	柏井東	柏井西	北総	福増
水温	16.1	17.7	16.6	15.7	16.1	17.0
pH	7.2	7.0	7.1	7.0	7.0	7.2
硫酸イオン	31	31	34	36	28	26
塩素イオン	28.4	32.0	31.9	26.2	25.5	20.7
ナトリウム	22	20.4	22.7	21.4	18.8	21.2
カルシウム・マグネシウム硬度	73	74	88	74	74	106
総トリハロメタン	0.018	0.027	0.029	0.033	0.023	0.027
陰イオン界面活性剤	0.02	0.03	<0.02	<0.02	<0.02	<0.02
電気伝導率	280	277	304	292	238	287

（注1）1998年度のデータである。
（注2）水温・pH・電気伝導率は年200回以上、塩素イオンは年50回、陰イオン界面活性剤・カルシウム・マグネシウム硬度・ナトリウムは年12回、総トリハロメタンは年6回、硫酸イオンは年4回測定の、それぞれ平均値である。
（注3）柏井浄水場は東・西二系列の水処理施設がある。

川下流の矢切取水場（松戸市）からは栗山浄水場（松戸市）に送られ、松戸・市川・船橋の各市に供給されている。県営水道事業の占める比率は約四六％で、県北西部の一一市二村が給水区域である。

千葉県の浄水場の水質を表17に示した。塩素イオンと硫酸イオンの数値が高い柏井東、栗山、柏井西の各浄水場では、総トリハロメタン値も高い。硫酸イオンと総トリハロメタンの数値がもっとも高い柏井西浄水場（それぞれ一ℓあたり三六㎎、〇・〇三三㎎）は木下取水場から取水して、千葉市に供給している。江戸川から取水している古ガ崎浄水場と栗山浄水場を比べると、下流の栗山浄水場のほうが総トリハロメタンや塩素イオンの値が高い。

埼玉県の場合は、硫酸イオンの検査データがない。塩素イオン、総トリハロメタン、電気伝導率からみて、東京都の利根川・荒川水系とほぼ同様と判断できる。一ℓあたりの塩素イオンは二二・三〜二六・〇mg、総トリハロメタンは〇・〇一一〜〇・〇一九mg（いずれも年一二回の平均値）、一cmあたりの電気伝導率は二一九〜二五八マイクロジーメンスである。

ここで、利根川水系から飲料水の多くを供給している四つの都県の五〇歳代以上の人口一〇万人あたりの肝臓ガン死亡者数を示そう（一二五ページ表5参照）。

群馬県＝五八・〇人
埼玉県＝六八・四人
東京都＝七一・三人
千葉県＝六九・六人

最上流の群馬県と下流域を比べると、下流域の死亡者数が一〇〜一三人も多い。

しかも、この傾向は市町村別にみると、もっとはっきりする。千葉県では、地下水や浅井戸、さらに小規模な水道事業所が点在し、それぞれが飲料水を供給している。千葉県全体の死亡者数は全国平均より低い。だが、千葉市は七三・一人、利根川最下流の銚子市は七六・八人と全国平均を上回っている。さらに、江戸川最下流の浦安市は一一三・二人と、大阪府や福岡県に近い数値なのである。

◆清流・高梁川の下流域で肝臓ガン死亡者数が急増

岡山県の中西部を流れる高梁川《たかはし》は、西日本の清流として知られる。上流部は新見市《にいみ》で、高梁市で有漢川《うかん》と成羽川《なりわ》が合流する。そして、総社市《そうじゃ》や倉敷市を経て水島灘に注ぐ（九八ページ図7）。新見市や高梁市には、河川を汚染する産業はない。下流に位置する総社市付近でも、大都市の河川とは大きな違いがある。このあたりでは昔からナマズが多く、京都の古い料理屋に出荷されている。ナマズの刺身は、日本でも珍しい。

この清流でも、上流と下流の五〇歳代以上の人口一〇万人あたりの肝臓ガン死亡者数に、はっきりとした傾向がある。支流を含めた流域市町の死亡者数（九九年）は上流から順に次のとおりだ。

新見市＝二八・三人
阿哲《あてつ》郡哲多《てった》町・上房《じょうぼう》郡有漢町＝〇人
川上郡成羽町＝八一・八九人
高梁市＝九三・八五人

図７　高梁川の流域

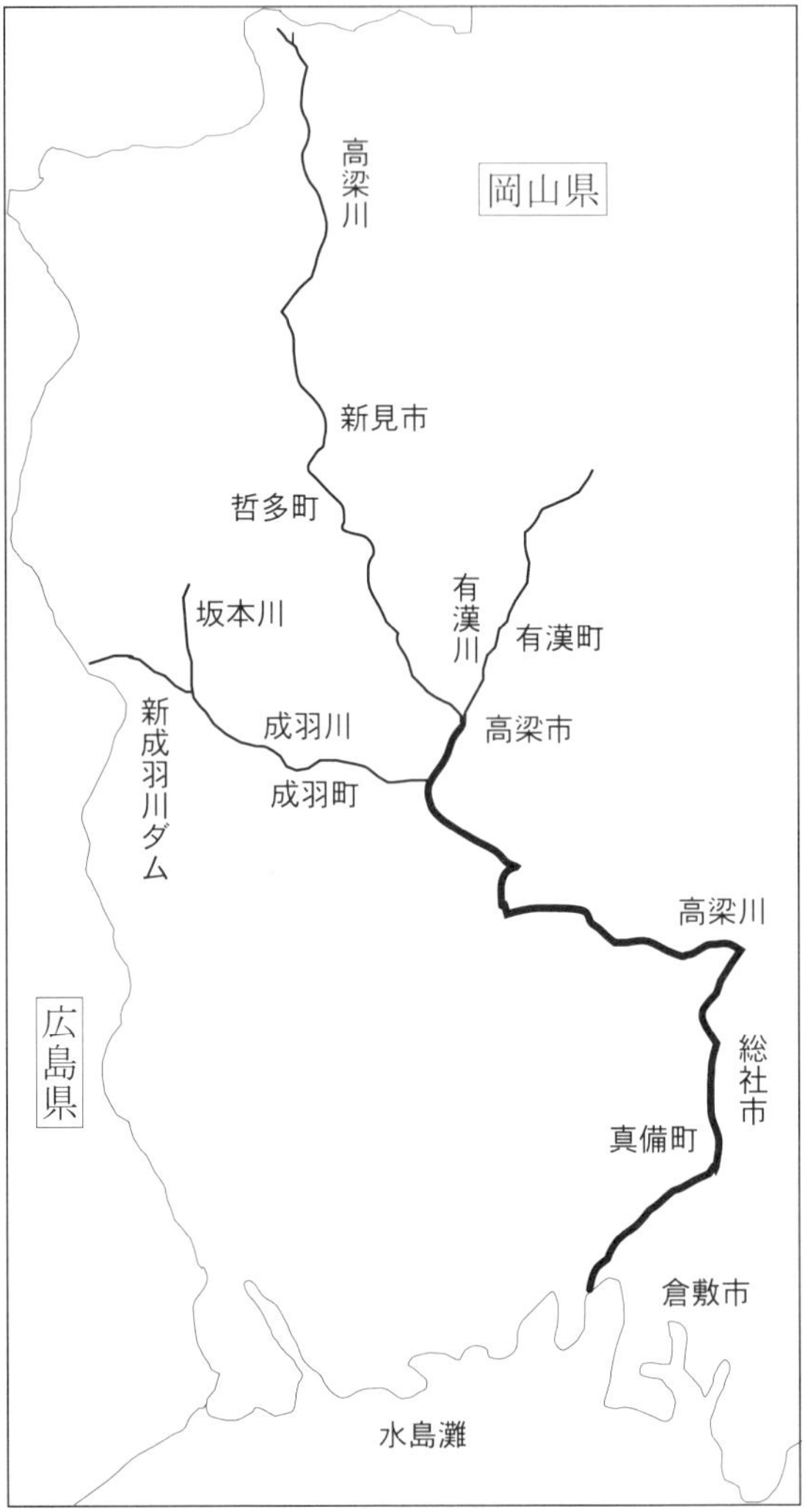

総社市＝一一一・〇〇人
吉備《きび》郡真備《まび》町＝一一八・二八人
倉敷市＝八八・九二人

成羽町から倉敷市まで、すべて岡山県の七九・三人より多い。総社市は全国二位の福岡県に匹敵し、真備町に至っては大阪府を超えている。

成羽町は、成羽川沿いに位置する。ここから下流で急激に肝臓ガンの死亡者が増えるということは、成羽川の水質に何らかの原因があると判断すべきだろう。水が汚染されているとは思えない人口七〇〇〇人弱の成羽町が、なぜ全国平均以上なのか。大都市の汚染された河川の流域やダイオキシンに汚染された地域ならば、肝臓ガンの死亡者数が増えるのは理解できる。しかし、清流のはずの高梁川流域で、なぜこんなに高い数字となるのか。

◆鉱山からの排水がいまも影響

成羽川の上流には、田原ダムと新成羽川ダムがあり、水量は少ない。田原ダムの下流で、坂本川が合流する。実は、成羽町と新見市は江戸時代から鉄の採掘で栄え、古い坑道がいまも残されている。また、坂本川の流域は古くからベンガラの産地である。ベンガラは塗料やガラスの研磨材などに用いる赤色の顔料で、このあたりのものは江戸時代に京都や大阪の建物や漆器に利用されていた。

ベンガラの成分には鉄とニッケルが含まれている。最近の医学界の研究によると、過剰な鉄分の摂取は慢性肝炎やC型肝炎を悪化させるという。また、ニッケルは砒《ひ》素やクロムとともに人体に与える影響が強い金属元素で、イオン化した硫酸ニッケルや硝酸ニッケルは肝臓ガンや肺ガンの原因になるという報告がある。

上流の新見市や哲多町の肝臓ガンの死亡者数は、全国平均よりはるかに少ない。ところが、峠をはさんだ成羽町や高梁市、さらにその下流域ではいずれも多いのだ。この地域一帯は石灰岩、磁鉄鉱、銅などの鉱脈が点在し、筆者が計測した結果では、総イオン値が一〇〇〜一五〇ppm近い水もあった。カルシウムとマグネシウムはたとえば三〇ppmや一八ppmという数値だったから、五〇〜一〇〇ppmもの他のイオン化物質が含まれていることになる。

古い坑道跡から涌いている地下水には、総イオン値三〇〇ppm以上を示すケースが珍しくない。筆者は秋田県鹿角《かづの》市の尾去沢《おさりざわ》鉱山(銅や金、七八年に閉山)付近の熊川支流や山形県米沢市の八谷《はちや》鉱山(銅や鉛、八八年に閉山)付近の小樽川(最上川の支流)で、三〇〇〜三五〇ppmを計測した。八四ページで、五〇歳代以上の人口一〇万人あたり肝臓ガン死亡者数が全国平均の三倍という北九州市若松区のケースを紹介した。その若松区へ飲料水を供給している本城浄水場の総イオン値が、一ℓあたり二二四・六㎎だった(㎎とppmはほぼ同じ値を示す)。三〇〇ppmがいかに高い数値か、わかるだろう。

中国山地の山林は各地でマツクイムシの被害にあい、無惨な状態である。そのうえ、過去に鉱山が栄えた地域は共通して山林が伐採され、保水性が低下している。上流に造られたダムは下流に流れる水量を制限しており、水質の一層の悪化に結びつく。また、上流地域ほど公共下水道の整備が遅れており、水量の減少と相まって汚染度が高くなる。水量の低下は水温の上昇を招き、電気伝導率も上がる。

一般に、ダムが建設されると下流域の水質は確実に悪化する。地域住民の生活がどのように河川に依存しているかは、ダムを建設する際の環境アセスメントでもっとも欠けている視点である。ダム建設によって地下水の水量と水質がどう変化するかを追跡調査した環境アセスメント報告書を、筆者は知らない。環境省にも、ダム建設の前後数年にわたって水質の変化を詳細に検査したデータは存在しない。

高梁市の水源は、高梁川と成羽川の合流地点より上流の成羽川沿いに掘られた浅井戸である。下流の総社市には岡山県の県営広域水道の浄水場がある。高梁川の上流にあった鉱山の多くは、昭和四〇年代に閉山となったが、現在もその影響が渇水時の水質に現れている可能性は否定できない。成羽川の流域である成羽町と、高梁川との合流地点より下流の高梁市から倉敷市に肝臓ガンによる死亡者数が多いのは、水質との因果関係が正確に現れているといえるだろう。

二〇〇二年三月に筆者が現地調査を行ったときは、坂本川、成羽川、高梁川の水量が多く、いずれも総イオン値は三五〜五四ｐｐｍで、清流といってよい数値であった。だが、このときも、坑道跡付近で排出されている水の総イオン値は二五〇〜三二〇ｐｐｍと、異常に高い数字を示したのである。すでに閉山して三〇年程度経っているのに、いまだに水質に影響していると考えざるを得ない。実際、水中に小さな生物の姿さえ見えない小さな河川が点在していた。渇水期であれば、もっと高い値になることは言うまでもない。

ところが、高梁市と総社市の水質検査の結果では、厚生労働省の安全基準を超えるデータは存在せず、問題ないことになってしまう（ただし、渇水時の高梁市による水質調査の内容は、データが不足していて確認できない）。汚染の事実は隠蔽されるのだ。このような鉱山が多い地域では、たとえばニッケルなどを検査項目として追加する必要がある。

◆最上川流域でも下流ほど肝臓ガンの死亡者が多い

東北地方は一般に、肝臓ガンの死亡者が少ない。五〇歳代以上の人口一〇万人あたり三五・四人から五二・〇人だ（二五ページ表5参照）。そのなかで平均的な山形県の状況を見てみよう。

図8　最上川の流域

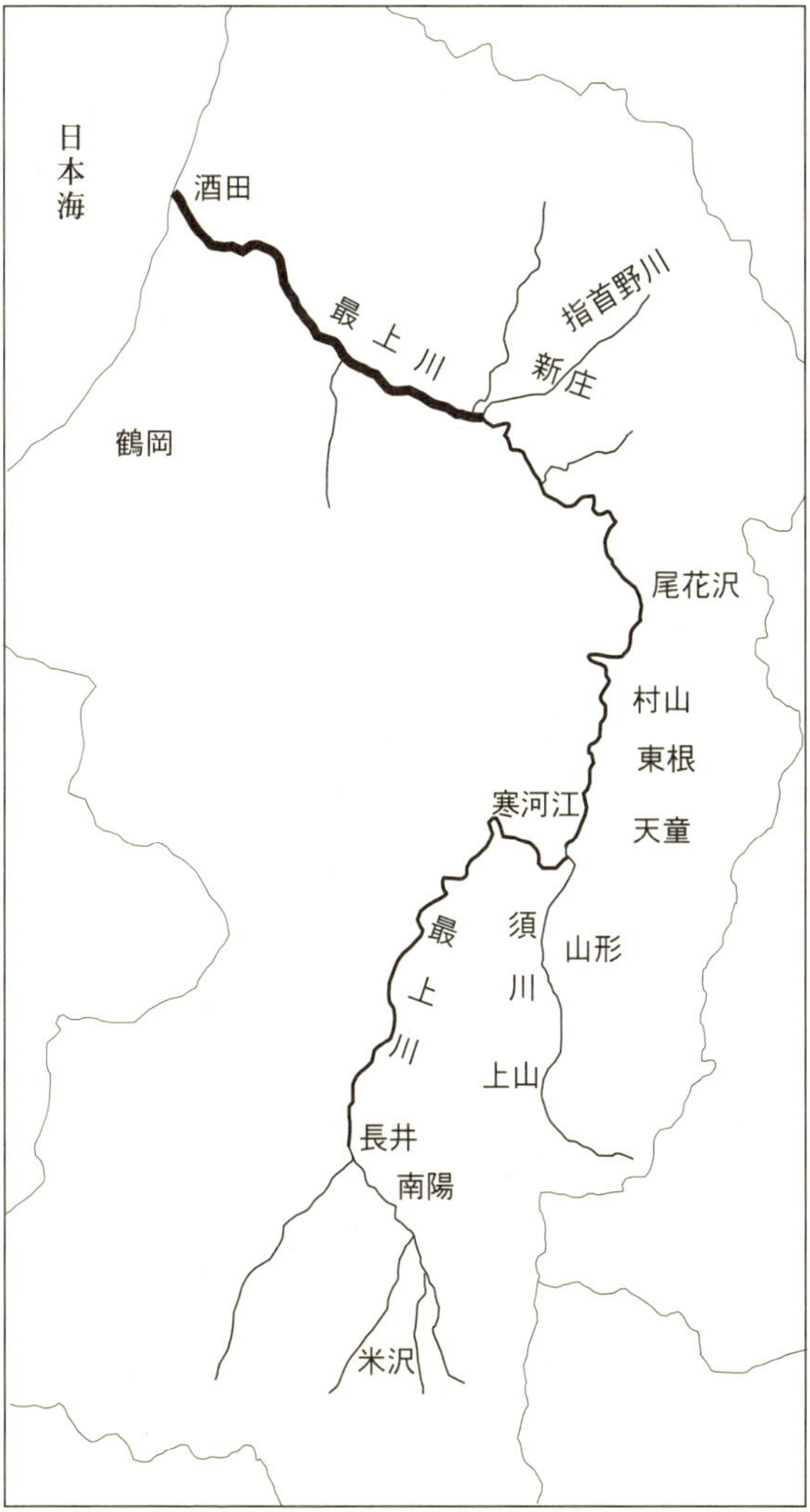

山形県の多くの市町村を流れるのは、清流として知られる最上《もがみ》川だ。日本三急流のひとつ最上川は県南端の吾妻《あづま》連峰を水源地とし、米沢市、南陽《なんよう》市、長井市、寒河江《さがえ》市、村山市などを流れていく。河口に位置するのが酒田市だ。上山《かみのやま》市や山形市を流れる須川は、寒

河江市で合流する。新庄市は支流の指首野《さすの》川に面している（図8）。県の人口約一二五万人のうち、鶴岡市とその周辺の約一三万人を除く約一一〇万人が流域人口と考えられる。

上流の米沢市内では流れが速く、川底の石に苔《こけ》はほとんど付いていない。寒河江市の合流地点でも水量は多く、流れが早い。江戸川や淀川など大都市の川は流れが重く、水の輝きが感じられない。これに対して最上川には独自の顔があり、水の香りや川辺の樹、草に違いがある。たとえば栃やくるみの大木が川の中州に育っている。最下流の酒田市付近でも、美しさは変わらない。

山形県全体の五〇歳代以上の人口一〇万人あたり肝臓ガン死亡者数は四四・七人で、全国平均よりはるかに少ない。ところが、酒田市では七七・八人と県下でもっとも多く、全国平均よりも多い。最上川の上流から下流に至る市の死亡者数は、次のとおりである。

米沢市＝二八・五人
南陽市＝三五・〇人
長井市＝五四・四人
寒河江市＝五七・五人
酒田市＝七七・八人

汚染度が少ない最上川でも、肝臓ガンの死亡者数が下流域ほど高いことには変わりなかった。

◆全国一肝臓ガンの死亡率が低い沖縄県

沖縄県は本島・離島を問わず、渇水対策に悩まされている。珊瑚礁の島では、地下の井戸水が塩分濃度の高い海水の場合もある。雨水の貯水、小規模な貯水池、河川のダム、海水の淡水化施設などが、おもな水源だ。

一般に、水質はあまりよくないとされている。国土庁(当時)が選定した「水の郷百選」には唯一、ミネラルバランスが優れた玉城村《たまぐすく》が入っているが、沖縄県全体をカバーする水量ではまったくない。大半は珊瑚礁の影響でカルシウムイオン(カルシウム硬度)が高く、基準値の一ℓあたり三〇〇㎎を上回る五〇〇㎎程度の地域もある。したがって、飲料水に利用するときはカルシウムイオンの除去に多くの経費が必要となる。

一方で、大腸菌群や一般生菌数は高温にもかかわらずそれほど多くないので、塩素処理濃度が低くても基準内の水質が維持できる。また、水源地に都市生活者の下水処理された水が混ざらないため、フミン質などの有機物が塩素と反応せず、トリハロメタンの発生も少ない。つまり、肝臓ガンに結びつく要素が少ない水質を維持できるというわけだ(同じことが、鹿児島県に属する南西諸島の珊瑚礁の島々にも言える)。

反面、カルシウムイオンの高い水を継続して飲むと、腎臓機能にダメージを与えるといわれる。実際、沖縄県や鹿児島県には腎臓疾患が多いし、慢性透析患者数も多い。

飲料水に含まれるカルシウム成分は、ほどほどが健康には望ましい。ヨーロッパではカルシウムイオンが多すぎて飲料用に適さない地下水が多く、浄化しても飲料水に転換できる河川は限られている。だから、古くから飲料水が瓶などに詰めて販売されてきたのである。

第5章

乳ガンの多い地域・少ない地域

◆乳ガン死亡率が全国一高い東京都

乳ガンは四〇歳代から急増し、死亡年齢のピークは五〇歳代である（一七ページ表2参照）。そこで、全女性人口に占める四〇歳代以上の人口から、死亡者数のデータを分析した。多くの女性は四〇歳代後半から五〇歳代に更年期を迎える。乳ガンの死亡年齢がこの時期に多いので、女性ホルモンのバランスの影響が強い病気と判断できる。

また、乳ガンは罹患してから亡くなるまでの期間が短い場合が多い。その原因は、患部にリンパ腺が多く集まっており、外科治療がむずかしいためと考えられる。ただし、六〇歳代が約二三％、七〇歳代が約一六％、八〇歳代も約七％という死亡割合だから、早く亡くなる女性と延命できる女性にはっきりと分かれる病気かもしれない。

全国の平均では、一九九九年の四〇歳代以上の人口一〇万人に対する死亡者数は二六・〇六人である。八六年は一四・六四人だから、一三年間で一・七八倍に増えている。地域別の数字は年によって変化が激しい。そのため、数カ年にわたってデータをよく分析しないと、傾向がつかみにくい。

都道府県別では、東京都がもっとも多く、三四・七人である。長年にわたって、死亡率一位が続いてきた。以下ワーストテンを列挙すると、次のとおりだ。東京都、京都府、石川県、大阪府、神奈川県、愛媛県、北海道、福岡県、宮城県、千葉県（二四〜二五ページ表5参照）。

また、全国的にみて、人口が多い県庁所在地の数字が多い。乳ガンは大都市によく見られるガンなのである。たとえば、東京二三区が人口一〇万人あたり三六・四人と東京都の平均を上回っているのをはじめとして、京都市、福岡市、大阪市、仙台市、神戸市、川崎市、名古屋市、札幌市、横浜市、広島市などで死亡者数が多い。政令指定都市で全国平均より少ないのは、北九州市と千葉市の二つにすぎない（二一ページ表4参照）。

これに対して人口一〇万人あたり死亡者数が少ない県のベストファイブは、高知県、香川県、鳥取県、岡山県、福島県である。

◆東京二三区では西部に乳ガンの死亡者数が多い

東京二三区の四〇歳代以上の女性人口一〇万人あたりの乳ガンの死亡者数を表18（一一〇ページ）に掲げた。九九年の数字では、最高が墨田区の五五・八人、最低が荒川区の一六・〇人と、三・五倍も開きがある。墨田区以下、多い順に千代田区、豊島区、中野区、

表18　東京23区における乳ガンの40歳代以上の女性人口10万人あたり死亡者数と飲料水を供給している浄水場

	98年	99年	浄水場		98年	99年	浄水場
千代田区	**41.2**	**49.4**	混合、朝霞	中野区	**45.2**	**43.9**	混合
中央区	32.0	22.8	金町、朝霞	杉並区	35.3	**42.2**	東村山、混合、朝霞
港区	35.0	**39.3**	朝霞、混合				
新宿区	**56.1**	23.0	混合	豊島区	**38.8**	**48.1**	混合、三園
文京区	33.4	**43.8**	混合、朝霞	北区	26.6	33.0	三園、金町
台東区	44.1	24.2	金町、朝霞	荒川区	41.2	16.0	金町
墨田区	**39.4**	**55.8**	金町	板橋区	**37.4**	31.2	三園
江東区	32.8	**36.8**	金町	練馬区	**39.6**	**41.5**	東村山、混合
品川区	**36.6**	25.1	朝霞、長沢	足立区	32.1	33.9	金町
目黒区	35.6	34.1	長沢、朝霞	葛飾区	26.9	30.8	金町
大田区	**37.6**	35.1	朝霞、長沢	江戸川区	22.3	33.7	金町
世田谷区	33.9	33.4	砧、朝霞、長沢、混合	23区平均	36.0	36.1	
渋谷区	33.0	**40.7**	朝霞	東京都平均	34.6	34.7	

（注1）混合は、東村山、朝霞、三郷の三つの浄水場からの供給を意味する。
（注2）太字は23区平均より高い区である。

文京区、杉並区、練馬区、渋谷区、港区と続く。九八年は、新宿区を筆頭に、中野区、千代田区、練馬区の順だ。九九年の墨田区を例外として、山の手・西部地域に集中している。

この分布を見ると、肝臓ガンがそれほど多くない区で乳ガンが多いという傾向があることがわかる。いわば「乳ガン危険区」と「肝臓ガン危険区」に明確に分かれているのだ。図9を九一ページの図6と見比べてほしい。下町・東部で肝臓ガン死亡者数が高いのときわめて対照的である。

図9　乳ガンの40歳代以上の人口10万人あたり死亡者数が東京23区の平均より多い区と供給している浄水場

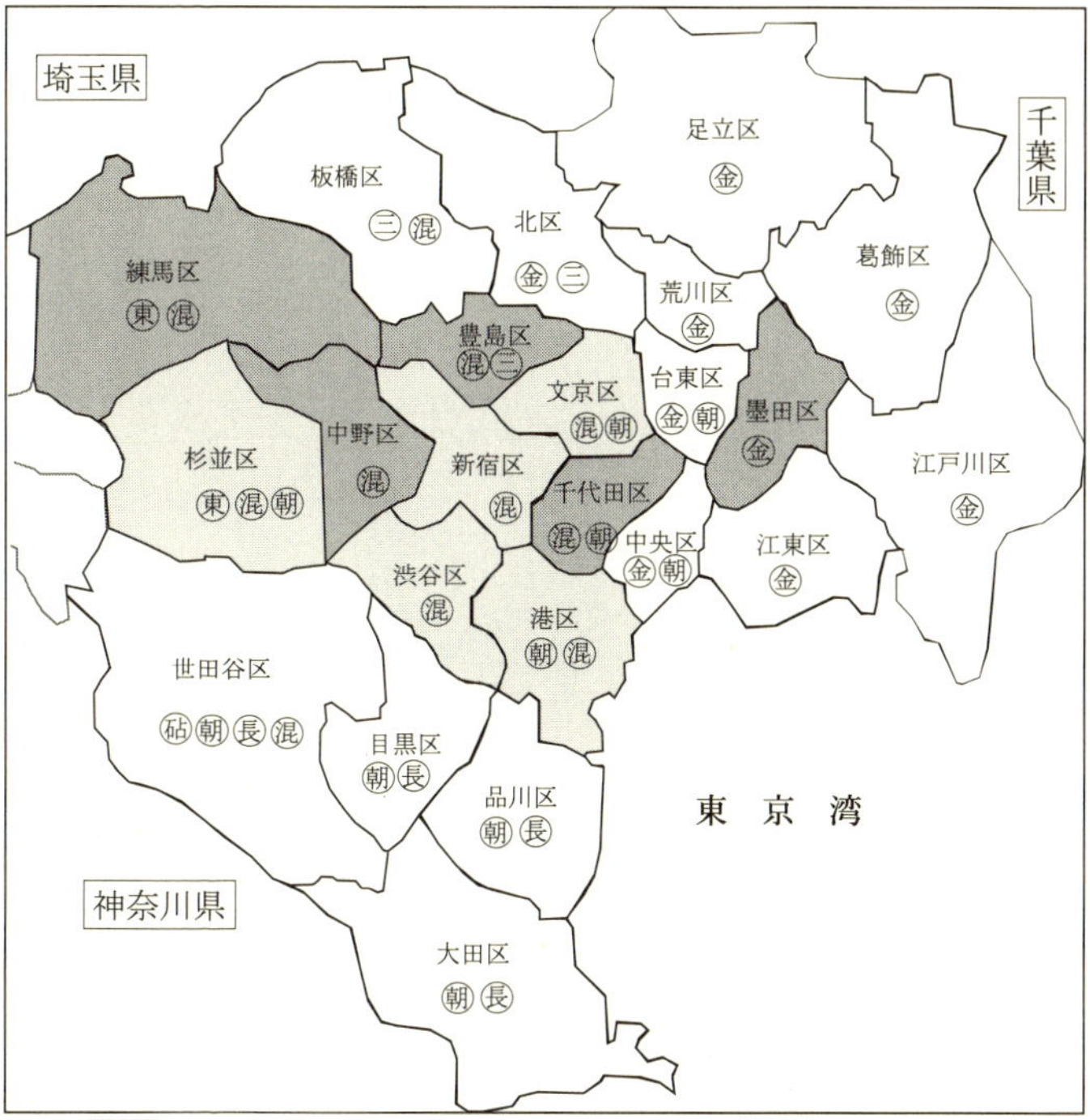

（注1）▒▒ は98・99年ともに23区平均より高い区、░░ は99年が23区の平均より高い区である。

（注2）㊎＝金町、㊀朝＝朝霞、㊂＝三園、㊅長＝長沢、㊀砧＝砧、㊀東＝東村山の各浄水場をいう。㊀混は東村山、朝霞、三郷の三浄水場の混合である。

表19　東京都のおもな浄水場の陰イオン界面活性剤の年間平均値(mg／ℓ)

	89	90	91	92	93	94	95	96	97	98	99	00
朝霞	0.10	0.07	0.10	0.10	0.10	0.08	0.08	0.09	0.09	0.09	0.08	0.07
金町	0.12	0.09	0.10	0.11	0.10	0.11	0.10	0.07	0.05	0.05	0.05	0.05
小作	0.00	0.00	0.00	0.01	0.02	0.01	0.02	0.01	0.01	0.02	0.02	0.03

（出典）東京都水道局「水質調査二〇〇〇年度」より抜粋。

◆乳ガンの死亡者数が多いのは朝霞浄水場の供給地域

次に、浄水場の供給地域との関係を知るために、三つの浄水場における原水の陰イオン界面活性剤の年間平均値を、八九年から九九年まで抜き出してみた。

表19を見ると、金町浄水場では減少傾向を示しているのに対して、朝霞浄水場はあまり変わっていない。九六年以降は、もっとも高い。

二三区のなかで乳ガンの死亡者数が多い区は、朝霞浄水場と、東村山・朝霞・三郷の三浄水場の混合地域に集中している。肝臓ガンの死亡者数が多い金町浄水場の供給地域で乳ガンが多いのは墨田区だけである。九九年が全国平均の二六・〇六人より少ない荒川区、中央区、台東区などは、おもに金町浄水場から供給されている。

乳ガンと陰イオン界面活性剤の因果関係は、このデータから疫学的に説明できる(疫学とは、地域や集団における病気の発生原因や変化を明らかにする学問)。

厚生労働省が定めた陰イオン界面活性剤の安全基準値は、一ℓあたり〇・二mg以下だから（五六ページ参照）、朝霞浄水場の原水はクリアしている。しかし、その供給地域で乳ガンの死亡率が明らかに高い。現実に人体に影響している以上、〇・二mg以下という水質基準を大幅に下げる必要がある。

◆政令指定都市では京都市がもっとも多い

九九年の政令指定都市のデータでは、四〇歳代以上の女性人口一〇万人あたりの乳ガン死亡者数がもっとも多いのは京都市で、三七・一人である。九八年から九九年にかけて、一〇二人から一四二人と四〇人も死亡者が増えた。市内の各区ごとに見ても、西京《にしきょう》区以外は平均的に増加している。この間、京都府全体の死亡者数は一八七人から二二二人へと三八人しか増えていないから、京都市を除けば減少していることになる。

一年で市内ほぼ全体で増加した以上、何らかの共通した原因が存在している可能性が強い。一般的に言えば、広範囲に見られる同じ病気の増加は、ウイルスなどの感染症による原因ではなく、経口的な要素である可能性が高い。水道水の水質が、まず疑われる。

筆者は、この状況が続かないことを願ってデータの分析を行ってきたが、決定的な原因はまだつかめていない。京都市では九七年から蹴上《けあげ》浄水場の拡張工事を行っており、何らかの影響がなかったかを調べた。しかし、提示されているデータからは答えが得られていない。

◆乳ガンの増加を招く陰イオン界面活性剤

一般に、人口密集地域の河川を飲料水に利用するところでは乳ガンが多い。だが、ここで注目すべきは東京都と近畿地方との違いだ。京都府は三一・五人、大阪府は二九・八人、兵庫県は二四・六人と、東京都に比べて少ない（二四〜二五ページ表5参照）。

その原因として考えられるのは、河川における陰イオン界面活性剤の含有量の差である。陰イオン界面活性剤は洗浄力が強く、合成洗剤、シャンプー、リンス、トリートメント剤などに多く含まれている。化粧品や医薬品など、その用途は幅広い。界面活性剤の人体や環境への影響は以前から指摘されてきた。なかでも、内分泌攪乱物質（環境ホルモン）であるノニルフェノールの危険性は大きい（環境ホルモンとは、生物のホルモンの働きを攪乱し、オスがメス化したり、生殖機能に障害を引き起こす物質をいう）。

乳ガンとの関係については、経済産業省の化学物質審議会管理部会「平成一三年度第二回内分泌かく乱作用検討小委員会」で報告されている。ヒトの乳ガン細胞にノニルフェノールを加えて培養させる試験を行った結果、明らかに乳ガン細胞の増殖が認められたというのである（ただし、数値は明示されていない）。

では、近畿地方と東京都の浄水場の陰イオン界面活性剤の含有量は、どうなっているだろうか。淀川水系の豊野浄水場では、八〇年代半ばは一ℓあたり〇・〇四mg前後で推移し、九四年以降は〇・〇二mg程度で一定している。神戸市や京都市の浄水場も同様である。ところが、利根川・荒川水系の朝霞浄水場（原水）では、表19（一一二ページ）に示されているようにほとんど改善されていない。

かつては多摩川の河口付近で、合成洗剤の泡が舞い上がる様子が新幹線の車窓からもよく見えた。東京都民の健康を考えれば、陰イオン界面活性剤が飲料水へどう影響しているかの追跡調査が欠かせない。

水源地域の山林の植生など背景にある自然の影響が水質には大きい。落葉樹も常緑樹も一定のサイクルで落葉し、表土を形成し、土壌のミネラルを形づくる。そして、地下に浸透し、水質に反映していく。

四〇歳代以上の女性人口一〇万人あたり乳ガンの死亡者数がもっとも少ない高知県と二番目に少ない香川県の水道水の水源はともに、四国山脈の高知県側である。両県が偶然に少ないわけではない。一般に水質がよい東北地方も、宮城県と青森県を除いて全国平均より少ない。これらは、乳ガンと水質に大きな因果関係があることを示している。

また、滋賀県の主要水源は、琵琶湖に流れ込む中小河川である。それらの川は生活排水があまり流れ込まず、陰イオン界面活性剤の影響が少ない。その結果、人口一〇万人あたりの乳ガンの死亡者数は二〇・五人と、全国平均を大きく下回る数字である（ただし、上流域に隣接する水田に利用されている農薬の影響か、胆のうガンは全国平均より多い）。

◆ダイオキシンや食生活との関係は？

ダイオキシンに汚染された地域では、女性の身体にいち早く影響が表れる。ダイオキシン汚染が社会問題になった地域では、必ず乳ガンの死亡者数が増えている。第1章で紹介した大野市も、その例外ではない（一一ページ参照）。また、産業廃棄物の放置が発覚し、高濃度のダイオキシンが土壌から検出された和歌山県橋本市では、九九年に四〇歳代以上の人口一〇万人あたり三九・八人も乳ガンで亡くなっている（八七ページ表14参照）。これは全国平均の一・五三倍である。

ダイオキシンとの関連に加えて、食生活も影響するといわれてきた。食生活と病気の関係では世界的な権威である家守《やもり》幸男京都大学名誉教授（ＷＨＯ循環器疾患予防国際共同センター長）は、世界各地の乳ガン多発地域では大豆の消費が少ないことから、大豆に多く含まれるイソフラボンと乳ガンの関係に注目した。その研究によると、フラボノイドの一種であるイソフラボンは女性ホルモンと似た働きを示し、乳がんや環境ホルモンの抑止に効果があるという。

総務庁の『家計調査年報』には、都道府県庁所在市の一世帯あたり年平均の食品支出額（一カ月あたり）が掲載されている。ところが、その大豆加工品の項目を調べると、乳ガンの多い東京二三区と京都市のほうが、乳ガンの少ない高知市や高松市より支出額が多い。二〇〇一年度で、東京二三区は一三五二円、京都市は一三六八円で、一一一〇円の高知市や一一七一円の高松市より一五〜二三％多く消費している（ただし、物価の差があるので、単純に消費量がこれだけ多いとは言えない）。食生活との関連だけを見ると、高知県や香川県で乳ガンが多発してもおかしくないが、現実はまったく逆なのである。これをどう考えたらよいのだろうか。

日本人の一般的食生活では、比較的多くの食品を利用する傾向が強い。したがって、イソフラボンによる乳ガンの抑止効果よりも、飲料水に含まれる陰イオン界面活性剤のほうが大きく影響する可能性が高いと、筆者は判断している。

第6章

水質汚染によるガンの死亡者一万五〇〇〇人!?

◆交通事故による死亡者数と比べるのは間違い

水道水や飲料水の危険性を訴える本は、これまでにもたくさん出版されてきた。著者の多くはかつて水道事業に従事し、退職後に書かれている。危険物質については現場の経験から正確に指摘しているが、年間どのくらいの人びとがそれによって亡くなっているかを推定した数字は意外に少ない。なかには、数十万人に一人程度であり、交通事故の死亡者より大幅に少ない、と述べているものさえある。

この数字の正確さもさることながら、そもそも交通事故と対比すること自体が疑問だ。それは、著者自身の過去の職場を弁護しているように思える。道路は決して安全地帯ではない。危険な場所だから、信号があり、歩道があり、ガードレールがある。高速で走る場合は一般から隔離され、専用道路とされている。そして、危険なところの安全を守るための法律が施行されているのだ。

これに対して水道事業は、安全であることを前提に飲料水を供給している。地下水を利用する場合は、危険な可能性があるという理由で検査を受ける。だが、家庭内の調理でも食品の加工でも、水道水を避けるようには指導されていない。だから、交通事故との対比は根本的に誤っている。交通事故と比べて死亡者数が少ないから安全だという指摘は、決して納得できない。

また、地方都市の職員や住民は大都市に比べて水質の安全性に対する意識が低く、水が多くの病気の原因をつくるという認識も薄い場合が多い。実際、筆者が水質検査報告書のコピーを申し入れた経験では、検査項目のデータがすべてそろっているのは一部の大都市にすぎない。厚生労働省が通達によって一カ月に一回と定めている水質検査を自ら行えず、委託している市町村もある。しかも、委託経費の節減のためか、検査されていない項目が目立ったり、データを分析していない水道事業所さえ存在しているのだ。

◆淀川の水を使ってきた雪印乳業大阪工場

二〇〇一年六月に食中毒(発症者は一万人を超え、死亡者も出た)が発生した雪印乳業の乳製品を製造していた大阪工場(〇二年一月に閉鎖)は、大阪市都島《みやこじま》区(大阪環状線京橋駅から歩いて約一〇分)にあった。当然、乳製品の加工に使うのは、大阪市が供給する水道水だ。事故の原因となった紙パック入り低脂肪乳は、乳製品の粉末と水道水を混ぜて製造され、厚生労働省が定める安全基準を満たしていた。水質に問題はないと認められていたのである。大阪工場は、厚生労働省によるＨＡＣＣＰ（危害分析重要管理点。原料や製造工程において発生の可能性がある危害をリストアップして監視し、記録に残し、発生を防ぐ）の認定工場であった。

食品工場で起きる食中毒は、企業や経営者のモラルの低下から生じるケースが多い。食品工場の品質管理と商品の安全性の信頼度は、従業員が自社製品を家族に自然に勧めているかどうかがバロメーターだろう。とくに、パートタイマーなど主婦の感性は製品に鋭く反応する。はたして、大阪工場の従業員は、自分たちが勤める工場で製造していた乳製品を飲んでいたのだろうか？　子どもや家族に勧めていたのだろうか？　筆者はおおいに疑問である。

第４章で説明したとおり、淀川を水源とする大阪市内の水道水の水質は安全性に疑問がある。それを使って製造された加工乳を、従業員たちはためらいなく飲めないだろう。食品加工において、水質は品質と味覚の原点であり、水質管理は従業員教育の基礎である。日々の仕事への不信は、全体的なモラル低下に結びつき、いつか大きな事故を引き起こす。雪印事件は、その典型例だ。

近畿地方に住む人びとの多くは、大阪市の水道水の汚染状況を知っているから、それがそのまま乳製品や果汁飲料に使われていると知れば、買わないだろう。食品の原産地表示の信頼性は、いまや社会問題となっている。乳製品、果汁飲料、清涼飲料水などは、製品重量の五〇〜九〇%に水道水ないし地下水が使われている。原料水の表示は欠かせない条件なのだ。ところが、製品に使われた水は表示の対象外となっている。非常に重大な制度の欠点である。

最近になって、「アルプスの天然水」「ミネラル水利用」などの表示をした飲料水が販売されるようになった。これは、メーカーが水質表示の必要性を認識したものと考えられる。

◆水質の影響によるガン死亡者数の推定

これまで肝臓ガンは、約二〇〇万人とも三〇〇万人ともいわれるC型肝炎の影響が強調されてきた。しかし、水に含まれている塩素イオンや総トリハロメタンが見逃せないことが、読者におわかりいただけただろう。C型肝炎自体すでに重症の肝臓疾患である。そのうえに塩素やトリハロメタンを多く含む水を飲むために、弱った肝臓に負担をかけ、肝炎の悪化に結びつくのではないかと筆者は考えている。ぜひとも医学者に専門的に研究してもらいたい。

滋賀県は第5章で述べたように、水の汚染が少ない琵琶湖に流れ込む川の上流域を水源としている。二四～二五ページの表5を改めて見ていただきたい。五〇歳代以上の人口一〇万人あたりの肝臓ガン死亡者数は五〇・四人と、全国平均七二・二六人より三割も少ない。滋賀県の数字が平均と仮定して、全国の死亡者数を五〇歳代以上の人口から割り出してみると、九九年の死亡者数は二万三五八六人となる。実際の死亡者数は三万三八一六人だから、年間一万二二三〇人減少する計算になる。

つまり、日本中が滋賀県なみの水質になれば、約一万人の死亡者が減るのである。すべて水質の影響とは言えないものの、一定程度の因果関係がこの一万人に関しては間違いなくあると筆者は判断している。

それでは乳ガンはどうか。九九年には全国で八八八二人の女性が乳ガンで死亡している。水質との因果関係は肝臓ガンほど明確ではないが、影響は無視できない。第5章で述べたように、大都市の人口密集地域の河川の下流域に多いからである。滋賀県の四〇歳代以上の女性人口一〇万人あたりの乳ガン死亡者数は二〇・五人と、全国平均二六・〇六人より二割強も少ない。肝臓ガンと同様に、この数字が平均と仮定すると、全国の死亡者数は六九八七人となる。年間一八九五人は、水質による影響が強いと考えられる。

次に、胆のうガンを考えてみよう。農業が盛んな道県で多い胆のうガンでは、九九年に一万四八九七人が亡くなった。原因として指摘された除草剤CNPの使用は禁止されたが、土壌の汚染は続いている。

日本で水田除草剤の影響が少ない地域の一つは、神奈川県だ。水源の多くを依存する相模川流域には、水田が少ない。九九年における五〇歳代以上の人口一〇万人あたりの胆のうガン死亡者数は二五・六人と、全国平均三一・八三人より二割少ない。神奈川県の数字が平均と仮定すると、一万一九八〇人になる。したがって、全国の死亡者数との差である二九一七人が、水質の影響が強いと判断できる。

以上のような試算をしていくと、肝臓ガン、乳ガン、胆のうガンの合計だけで、年間約一万五〇〇〇人が水質の影響によって亡くなっている可能性が強い。

このほか、悪性リンパ腫、卵巣ガン、膀胱ガン、前立腺ガン、すい臓ガンも、水質の影響を受けている可能性がある。

交通事故の死亡者数は年間一万～一万三〇〇〇人である（統計によって差がある）。仮に交通事故と比較しても、水質の影響と見られるガンによる死亡者数のほうが多いのだ。安全という前提に立ち、WHOの水質安全基準や厚生労働省の水質基準を満たしているにもかかわらず、年間約一万五〇〇〇人が、水質によると考えられるガンで亡くなっているのである。

◆アメリカでも注目されている飲料水の塩素殺菌とガンの関係

アメリカにおける環境汚染がガンに及ぼす影響を克明に整理した『がんと環境』(サンドラ・スタイングラーバー著、松崎早苗訳、藤原書店、二〇〇〇年)という本がある。自身が乳ガンと膀胱ガンに罹患した著者は、環境とガンの関係を長く追求してきた。

スタイングラーバーの調査によると、環境との因果関係が考えられるガンは、膀胱ガン、直腸ガン、肝臓ガン、リンパ腫、白血病、すい臓ガン、乳ガン、肺ガンなどだ。『がんと環境』では、「塩素殺菌は正しいか」という項で、飲料水の塩素殺菌が膀胱ガンと直腸ガンに及ぼす影響について言及されている。

「研究者は水道水に関する習慣の詳細を個人個人に面接して尋ね、生活スタイルが似通っている人々をコントロールとし(分類し、筆者注)、過去の曝露量については水質記録から予測し、前の居住地で飲んでいた水の起源さえも調べた。そのような研究はウィスコンシン州、イリノイ州、ルイジアナ州、マサチューセッツ州、メリーランド州、ノースカロライナ州、コロラド州そしてノルウェーで行われ、水の塩素処理とがんの関係、特に膀胱がんと直腸がんとの関係があることを示した。特に河川など、地上部から飲用水が引か

れている場合に顕著であった」(二八三ページ)
「膀胱がんの発生率は水道水の消費量とともに増加した。さらに、その増加の程度は、塩素処理した地表水を使っている地域に住んだ長さに強く影響されていた。生涯の大部分を塩素処理されていない地下水を使っている地域で過ごした人については、発生率は増加していなかった」(二八四ページ)
そのほか、肝臓ガン、リンパ腫や白血病との関係も、次のように示唆している。
「ニュージャージー州では、公共水道中の揮発性有機化合物と女性の白血病との間に関係があることが分かった。アイオワ州ではディルドリンが混入した川から飲用水を引いている郡で、リンパ腫の発症率が上昇した。マサチューセッツ州では産業都市であるウォーバンの塩素系溶媒が混入した二つの井戸が小児白血病と結びつけられた」(二八〇ページ)
「中国の研究では、農業用化学物質が混入した水路の水を飲んだことと肝臓がんとの間に強い関係があった。ドイツではウラン鉱山近くの村で小児白血病がふつう以上に発生し、ラジウムが混入した飲用水と関係しているのではないかという仮説が出された。フィンランドでは製材所が源と考えられるクロロフェノールで水が汚染された郊外の街で、非ホジキンリンパ腫が高い発生率になっていたことが分かった。クロロフェノールは材木の処理に用いられるが、非ホジキンリンパ腫と関係しているフェノキシ除草剤と化学的に関

係がある」(二八〇～二八一ページ)

また、スタイングラーバーは、塩素殺菌の工程でつくられる、トリハロメタンよりも強い発ガン性をもつMXという物質に言及している。正式名称を3-クロロ-4-(ジクロロメチル)-5-ヒドロキシ-2(5H)-フラノンというこの物質をラットに与えた実験で、最低投与量でも発ガン性を示したという。すい臓ガン、肝臓ガン、肺ガン、乳ガン、リンパ腫、白血病という六つのガンが発生したのである(三八二～三八三ページ)。なお、リンパ腫はリンパ節に発生する腫瘍、白血病は白血球に起こる悪性腫瘍で、病的な白血球が無制限に増殖し、正常な赤血球や白血球の生成を阻害する。

アメリカでは、ガンの死亡率は州ごとに統計が集められている。スタイングラーバーによると、死亡率が高いガンは、日本とは異なり乳ガンと膀胱ガンである。

◆塩素殺菌で、すい臓ガン、リンパ腫、白血病が増える

いうまでもなく日本人とアメリカ人では、環境、生活習慣、食習慣の違いがある。だが、飲料水の殺菌に塩素を利用していること自体は変わらない。スタイングラーバーは八つのガンと水との関係を述べているが、そのなかでデータに整合性があると筆者が考える

のは、肝臓ガンに加えて、すい臓ガン、リンパ腫、白血病である。

リンパ腫と白血病については、一二六ページで引用した三つの州とドイツ・フィンランドの計五つの報告があるからだ。すい臓ガンについては、医学的に特定されている原因は少ない。しかし、日本で死亡率が高い地域をみると、水質との因果関係が想定される。

表20（一三〇ページ）は、日本全国の、五〇歳代以上の人口一〇万人あたりの、すい臓ガン、リンパ腫、白血病の死亡者数である。

すい臓ガンの死亡者数はガンのなかで五番目に多い。八五年から九九年に、一万四四一人から一万八六五四人へ一・七九倍に増えている。とくに多いのは、北海道・東北・北陸、そして大都市部である。政令指定都市でもっとも多い福岡市は四八・九二人で、都道府県で最少の沖縄県の二倍だ。北海道・東北・北陸が多いのは、胆のうガンと共通している。また、肝臓ガンの死亡率が高い地域との共通性も見られる。

すい臓ガン、リンパ腫、白血病の三つすべてが全国平均より多いのは、大阪府、広島県、徳島県、福岡県だ。

東京二三区と政令指定都市のデータは表21（一三一ページ）に示した。一三の市と特別区のうち、すい臓ガンは一一、リンパ腫は九、白血病は七カ所で全国平均を上回っている。このデータからも、塩素殺菌との因果関係が指定できる。

表20　各都道府県のすい臓ガン、リンパ腫、白血病の50歳代以上の人口10万人あたり死亡者数

	すい臓ガン	リンパ腫	白血病		すい臓ガン	リンパ腫	白血病
北海道	**47.30**	14.05	14.06	滋賀県	39.45	**18.07**	**16.40**
青森県	**45.22**	11.85	11.77	京都府	39.70	**18.32**	10.62
岩手県	**44.12**	11.40	13.58	大阪府	**41.63**	**17.60**	**15.07**
宮城県	**41.40**	15.97	13.48	兵庫県	36.20	**17.95**	**14.89**
秋田県	**46.06**	12.56	9.14	奈良県	37.60	**16.51**	12.33
山形県	37.86	13.37	9.42	和歌山県	27.66	**18.38**	12.90
福島県	38.70	11.14	11.66	鳥取県	37.04	**21.69**	6.64
茨城県	38.77	15.41	13.41	島根県	**43.29**	14.73	13.36
栃木県	34.73	15.38	12.22	岡山県	35.86	**19.65**	9.15
群馬県	38.84	14.83	11.49	広島県	**39.96**	**18.59**	**14.42**
千葉県	39.25	**16.67**	12.13	山口県	33.79	14.28	11.31
埼玉県	38.91	**16.52**	11.45	香川県	33.48	**16.41**	12.32
東京都	**41.54**	**17.49**	12.39	徳島県	**40.80**	**17.63**	**16.38**
神奈川県	**40.93**	15.56	7.26	愛媛県	36.94	13.97	11.55
山梨県	33.72	14.86	7.90	高知県	37.98	15.28	13.85
長野県	36.28	14.61	8.61	福岡県	**41.10**	**16.96**	**18.05**
新潟県	**43.27**	13.22	6.97	佐賀県	33.82	13.63	**18.17**
富山県	38.94	14.43	6.50	長崎県	37.57	15.20	**25.99**
石川県	**48.25**	**17.17**	6.30	熊本県	31.55	15.49	**15.15**
福井県	38.43	**19.99**	5.76	大分県	32.44	**17.41**	**15.37**
岐阜県	37.60	15.26	12.77	宮崎県	32.52	11.71	**25.27**
静岡県	39.18	13.81	12.90	鹿児島県	32.08	14.43	**25.13**
愛知県	39.10	**16.98**	13.27	沖縄県	24.40	**17.13**	**31.79**
三重県	36.06	14.05	12.70	全国平均	39.86	16.24	14.32

（注）太字は全国平均より多い数値である。

表21　東京23区と政令指定都市のすい臓ガン、リンパ腫、白血病の50歳代以上の人口10万人あたり死亡者数

	すい臓ガン	リンパ腫	白血病
札幌市	**47.89**	**17.08**	**15.60**
仙台市	**41.86**	**19.84**	**15.52**
千葉市	**41.78**	15.04	**14.62**
東京都区	**41.56**	**18.39**	12.96
川崎市	**42.92**	15.41	11.79
横浜市	**42.94**	15.96	13.99
名古屋市	36.97	**18.35**	13.79
京都市	**42.68**	**17.27**	11.94
大阪市	**41.58**	15.81	13.92
神戸市	37.37	**17.93**	**15.28**
広島市	**46.14**	**18.70**	**18.70**
北九州市	**40.60**	**16.43**	**20.78**
福岡市	**48.92**	**19.13**	**19.67**

（注）太字は全国平均より多い数値である。

リンパ腫と白血病では九九年に一万七六六六人が亡くなった。現在の分類となった九五年と九九年を比べると、わずか四年間で一四％も増えている。原因の特定に急を要する病気である。

ともに発病から死亡までの期間は年齢を問わず短く、放射線治療や抗ガン剤の効果も少ない。他のガンと異なり、幼児が亡くなるケースもある（九九年の死亡者は五歳以下が六七人、二〇歳以下は三三九人）。幼児に起きるガンには共通して、母胎から引き継ぐ原因が存在する可能性が高い。リンパ腫は、二〇〜三〇歳代の母胎に原因が蓄積され、次代の生命に引き継がれているのではないかと考えられる。また、肝臓ガンと乳ガンの多い地域に平均して増えている。

なお、リンパ腫は、肝臓ガンや乳ガンが少ない沖縄県にも多い。沖縄県の水にはカルシウムイオンが多く含まれていることが肝臓ガンが少ない理由と考えられてきた。だが、リ

ンパ腫の場合はカルシウムイオン含有量との因果関係は少ないと見られる。前述のＭＸとの因果関係を追跡してみる必要がある。

また、すい臓ガン、リンパ腫、白血病に加えて、水質に影響が強いとされているガンは、すでに述べてきたように、乳ガン、肝臓ガン、胆のうガンである。この六つのガンすべてにおいて、五〇歳以上の人口一〇万人あたりの死亡者数が全国平均より多い都道府県は、福岡県だけだ。大阪府と広島県は、胆のうガンを除く五つが全国平均より多い。

◆遺伝子の操作でガンが防げるのか

アメリカでは最近、人間の遺伝子の解明が急速に進んだ。基本的遺伝子の九九％は解明したという。今後の医療に貢献する大きな可能性があり、なかでもガンの治療に対する期待は強い。遺伝子治療も、すでに始まっている。

このような遺伝子の解明は、人類に何をもたらすのか。それを考えるとき、長年にわたり農業コンサルティングに携わってきた筆者は、農業分野で行われている遺伝子操作（組み換え）について考えざるを得ない。農業は生命を育む源であるからだ。

日本の農業生産現場では、水稲をはじめ野菜でも果樹でも、種子を人工的に交配させ、改良を積み重ねてきた。遺伝子の操作や形態の違った種子の交配の目的は、収量を増やす、病気に強くする、栽培をしやすくする、環境への順応度を高める、栄養成分の含有量を改良する、貯蔵性をよくするなどである。

しかしながら、改良された種子は、一定期間はこれらの効果が認められるが、長期的にみれば目的どおりの能力が維持されてはいない。農作物は自然のもとで栽培され、育成される。すべてが環境の変化に順応する生命力をもつわけではなく、水がなくなれば枯れ、長雨が降れば病気にかかるのが当たり前である。一定の栽培サイクルが経過すると病気に弱くなり、収量も低下する。新しい病気が出現するからである。栽培品目によっても違うが、葉物野菜（ほうれん草やキャベツなど）は二～三年で劣化していくのが一般的である。

多くの消費者は遺伝子組み換え食品に対して反発し、大豆やトウモロコシなどを使った食品については不十分ながら遺伝子組み換えの表示が義務づけられた。だが、そもそも遺伝子を組み換えて、人類だけが生き延びようとすることが正しい判断なのか、疑問である。人間も農作物と同様に、自然界の一員である。どのように遺伝子の研究が進んだとしても、ガンのように環境汚染を原因のひとつとする病気に対して完全な免疫能力をもてるはずはない。

第7章　こうすればガンを防げる

◆ガンを予防する効果がある野菜や果物を食べる

ガンの予防策は、そのまま高齢社会における医療費の削減と地域活性化につながる。食べものは、健康を維持し、病気を予防する、きわめて重要な要素である。

図10　デザイナーフーズリスト

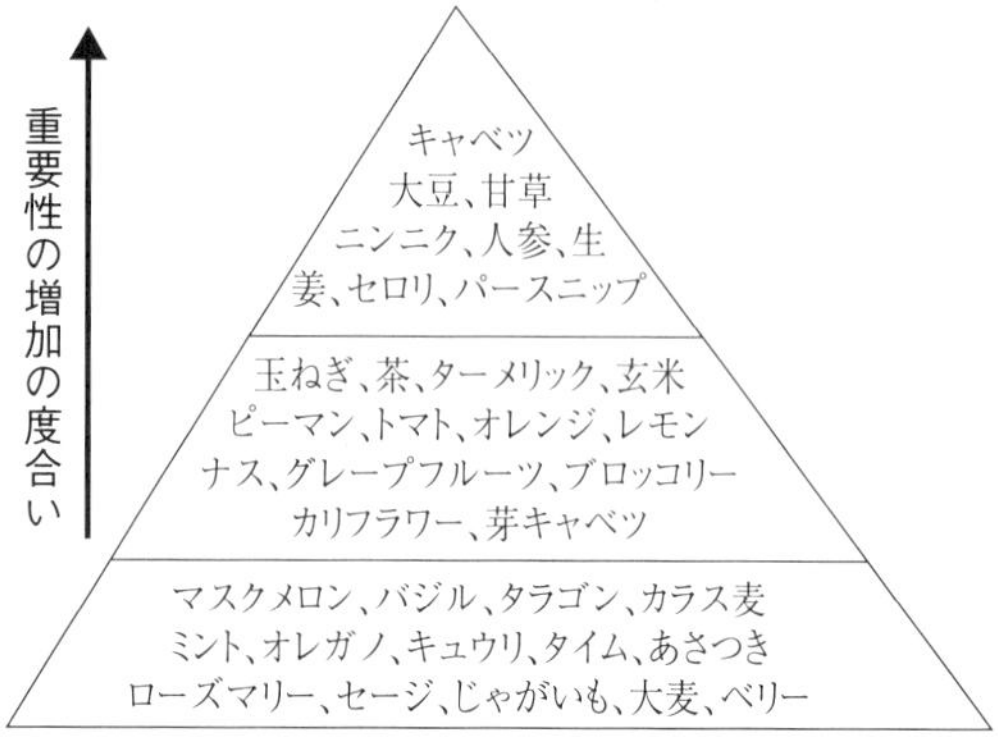

（注）甘草は豆科の多年草、パースニップはセリ科の野菜、ターメリックはウコンの根茎を乾燥させた香辛料、タラゴンはキク科の香辛料、ベリーはブルーベリーはじめさまざまな果実である。

ガンに効果的であるとされる食べものに関しては、すでにいくつもの報告がある。ここでは、おもな四つを紹介しよう。

①デザイナーフーズリスト（図10）

アメリカの国立ガン研究所が植物性食品によるガンの予防を目的として、一九九〇年に発表した。図10にある三角形の上位にいくほど、重要性の度合が高くなる。たとえばキャベツはビタミンUの含有量が多く、胃の潰瘍に効果的であり、ビタミンCの含有量も多い。大豆はイソ

表22　ガンの抑制効果がある食べものの抗酸化成分

	硫化物	ファイテート	フラボノイド	グルカレート	カロチノイド	クマリン	モノテルペン	トリテルペン	リグナン	フェノール酸	インドール	イソチオシアン酸	フタライド	ポリアセチレン
アブラナ科野菜（キャベツ・ブロッコリー・カリフラワー）	◎		◎	◎	◎	◎	◎	◎		◎	◎	◎		
ニンニク	◎						◎	◎		◎				
緑茶			◎	◎		◎				◎				
大豆		◎	◎		◎	◎		◎	◎	◎				
穀類		◎	◎	◎	◎	◎		◎		◎				
セリ科野菜			◎		◎	◎	◎	◎		◎			◎	◎
柑橘類			◎	◎	◎	◎	◎	◎		◎				
ナス科野菜			◎	◎	◎	◎	◎	◎		◎				
ウリ科野菜			◎		◎	◎	◎	◎		◎				
甘草根			◎			◎		◎		◎				
亜麻の種子			◎			◎			◎	◎				

（注）◎はとくに多く含まれている成分。また、亜麻は種子から亜麻仁油を採る。
（出典）宮尾興平『野菜が力になる食べ方』青春出版社、1998年。

フラボンをはじめ必須アミノ酸のすべてを豊富に含んでいる。

②植物の抗酸化成分（表22）

体内の活性酸素が増えると細胞を直接・間接に傷つけ、ガンや老化の原因をつくりやすい。この活性酸素を消去する成分が野菜や豆類に多く含まれている。また、旬の穫れ立ての野菜を、あまり手をかけずに調理して食べることが、活性酸素を消去し、免疫力を上げる。

③抗脂質ラジカル活性（図11）

脂質ラジカルはフリーラジカルの一種でガンの発生に深く関与している。それを中和する効果を抗脂質ラジカル活性という。図11は、どの野菜がどれだけ体内の酸化を防ぐかを数値化したものである

図 11　野菜の抗脂質ラジカル活性の比較

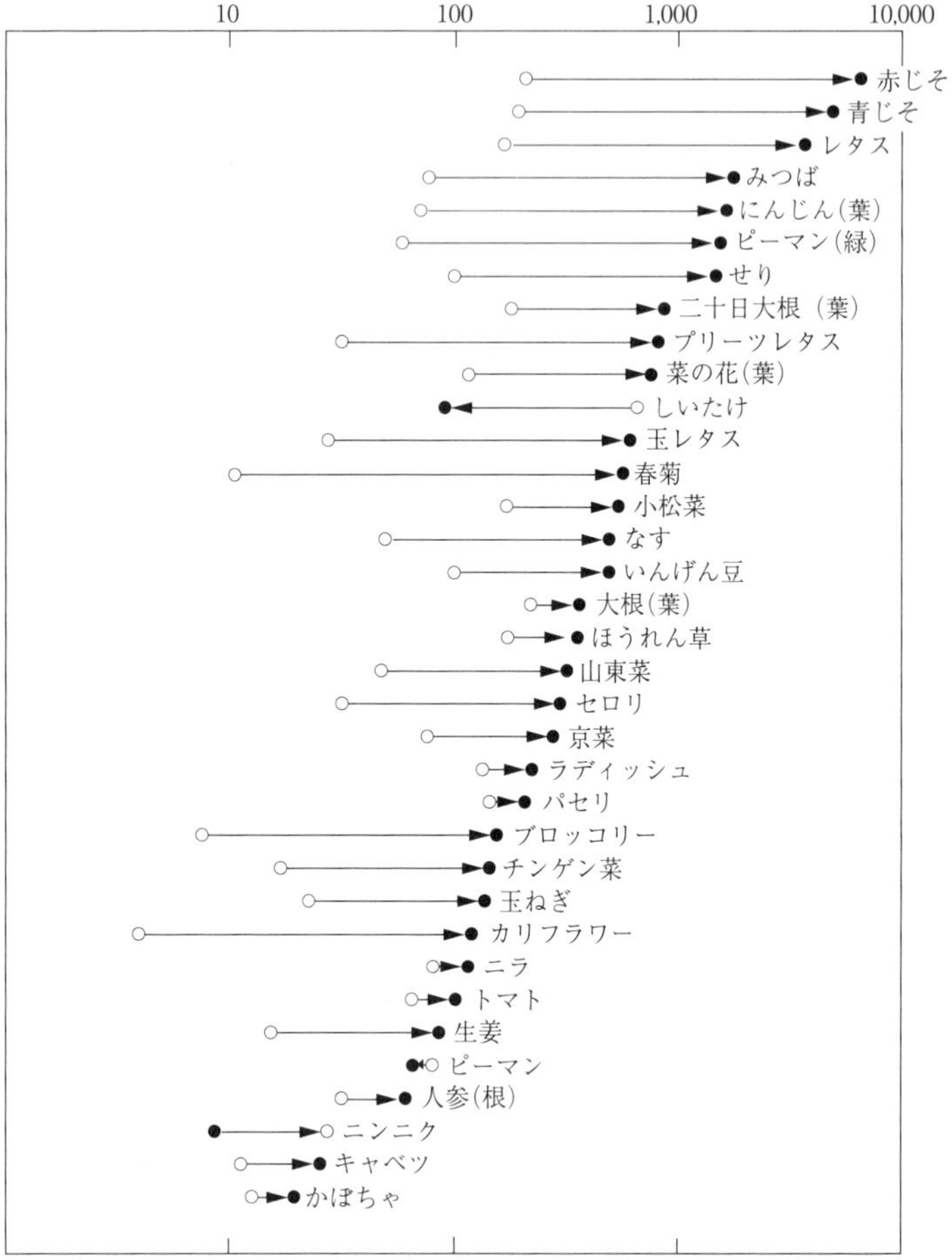

(注) ○は生のまま冷水につけて抽出し、●は 5 分間煮沸後に抽出した。
(出典)食事サービスシステム研究会『地域栄養支援センター・モデルプラン』2002 年（原表は前田浩『野菜はガン予防に有効か』菜根出版、1996 年)。

（前田浩・熊本大学医学部教授の発表）。

数値が高くなるほど（図で右側にいくほど）、その能力が高い。生野菜と煮た野菜では、後者のほうが高いことが一目でわかる。野菜の煮汁やスープには、生と比べて数倍から一〇〇倍以上の酸化を防ぐ有効成分が溶け出しているのだ。野菜は加熱するとビタミン類をはじめ栄養素が破壊されると信じられているのに、これはどういうことなのか。前田教授は次のような実験をした。

生のキャベツと煮たキャベツを胃液と同程度の液に三〇分以上漬けてみたところ、煮たキャベツはすぐに溶けたが、生のキャベツは溶けなかった。その理由は、野菜の細胞は人間の胃や腸で消化されないからだ。消化されなければ栄養素が人間の体に吸収されないのは当然である。だが、加熱すると細胞は破壊されて消化酵素と同じ働きをする。

さらに、前田教授の所属する熊本大学医学部では、吸収可能な抗酸化物質量を生と煮た場合で比較してみた。すると、次のような驚くべき結果になったのである。

煮たキャベツ＝生の約三倍

煮たレタス＝生の約二二倍

また、キャベツ、ジャガイモ、ニンジン、トマト、ブロッコリーを入れたスープを作り、煮込み時間によるビタミンCの残存率を測定した研究もある（日本大学生物資源科学部農芸化学科食品化学研究室・櫻井英敏教授調べ)。その結果では、野菜スープのビタミンC残存率は、一五分後＝約九三％、三〇分後＝約八〇％、六〇分後＝約八〇％だった。

かつて山伏は、野菜の根も葉も煮て食べていたという。生野菜のサラダを食べる歴史は、世界的にまだ短い。ヨーロッパでも以前はすべての野菜を煮て食べていたし、中国でも生野菜は食べない。

④免疫増強剤と同程度の効果がある食べもの(図12)

TNF(Tumor Necrosis Factor、腫瘍壊死因子)とは、白血球が生み出すサイトカインという物質のひとつで、ガンなどの腫瘍細胞の増殖を止めたり破壊したりする因子である。図12―1と図12―2(山﨑正利・帝京大学薬学部教授の発表)を見ると、キャベツ、大根、バナナなどの身近な食べものが、免疫増強剤と同じ程度のTNFを生産することがわかる。

図12―1の右側はマウスに野菜汁を注射した結果、左側は口から与えた(経口という)結果である。注射した場合、キャベツ、ナス、大根、ホウレン草などが免疫増強剤のOK―432とほぼ同じか、やや上回る効果があった。図12―2は、マウスに果物を与えた結果、白血球を強める効果が大きいことを示している。

図 12—1　免疫増強剤と同じ程度の効果がある野菜

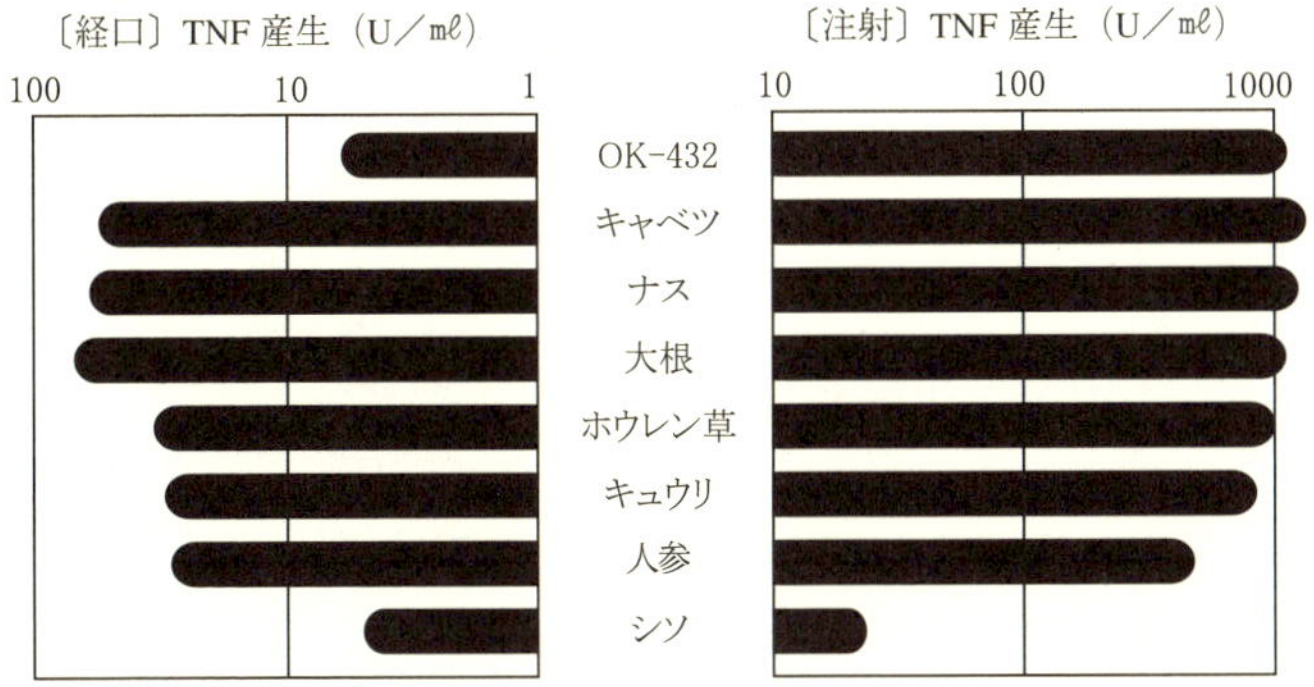

（注）マウスの実験、OK-432 は免疫増強剤である。U はビタミンやホルモンなどの生理的効力を国際的に統一して示すときに用いる単位。
（出典）山﨑正利『サイトカインの秘密』PHP 研究所、1999 年。

図 12—2　白血球を強める効果がある果物

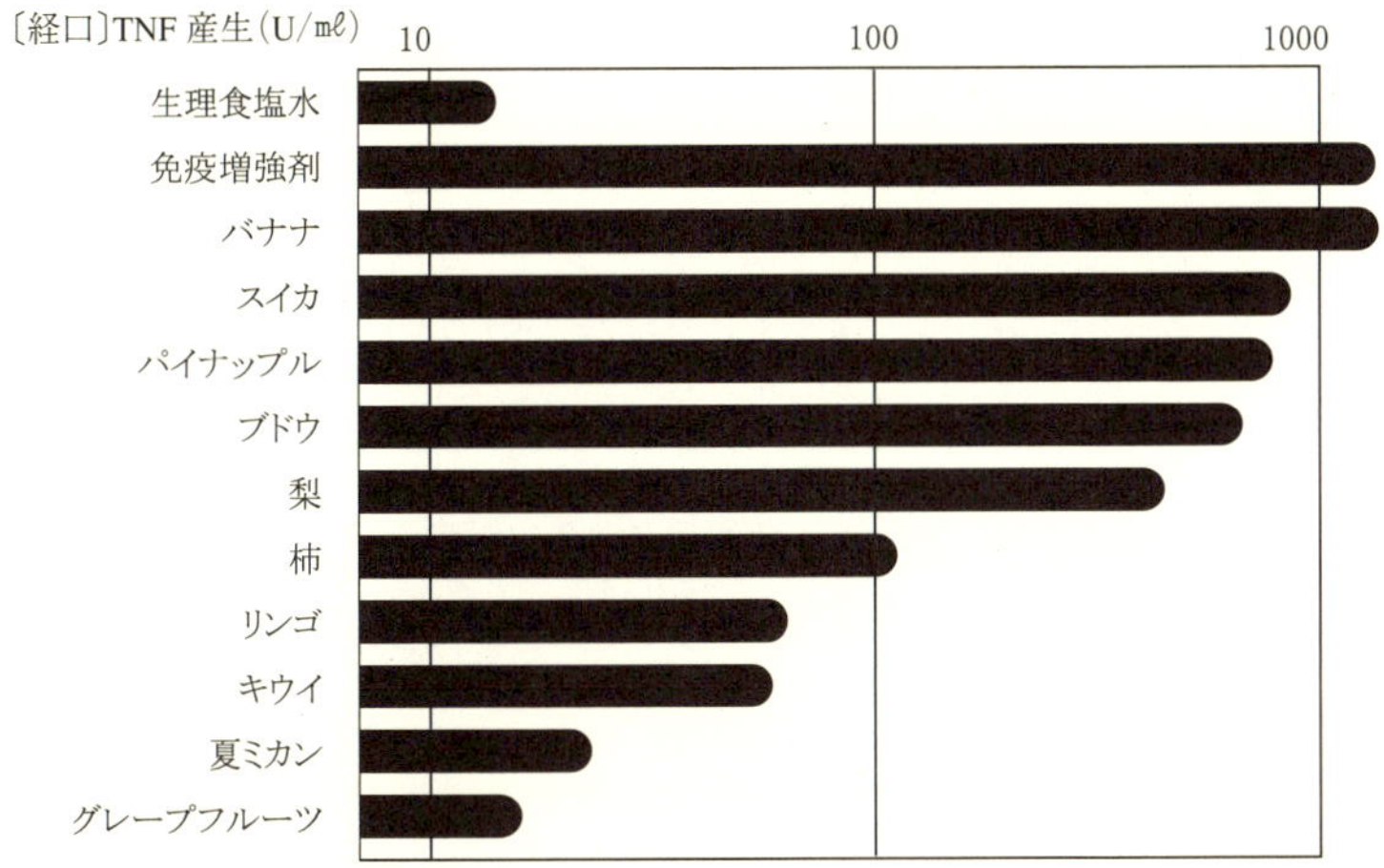

（注）マウスの実験である。
（出典）図 12-1 に同じ。

◆真空低温調理で抗酸化食を食べる

筆者はこれまで、こうした食べものの大切さを各地で訴えてきた。だが、行政の反応は意外に鈍い。その理由は、実証データの不足にある。実際に食事に取り入れたとき、どんな効果があるのかを明らかにした臨床報告がほとんどされていないのだ。

そこで、静岡県浜松市に本部がある聖隷《せいれい》福祉事業団に呼びかけて「食事サービスシステム研究会」を九九年に発足させ、三年間にわたって研究を進めた。その目的は、地域の健康をあずかる拠点として地域栄養センターのハードとソフトをつくるための研究で、食と健康、食材の品質と栄養、安全管理、HACCP、メニューとレシピ、調理方法と栄養、物流管理、施設の設計などが内容である。

そのひとつとして、酸化ストレス抑制食（＝ORAC単位の高い食材を利用した高ORAC食、一四四〜一四五ページ表23）を実際に食べてもらい、食べる前と食べた後でどんな変化が身体に現れるかを疫学的に分析した。DNAの酸化による損傷、ビタミンC、尿酸、中性脂肪、総コレステロールなど多岐にわたる項目を調べたのである（血液生化学検査、尿検査）。対象は二五歳〜八二歳の三〇人（平均年齢四九歳）で、三日間連続して与えた。なお、

ORAC(Oxygen Radical Absorbance Capacity)とは活性酸素ラジカル吸収能といい、抗酸化物質の抗酸化能力の合計を示す指標である。一日あたり三〇〇〜三五〇〇ORAC単位が望ましい摂取量だ。

ここでは、とくに重要な三つの結果を図13に示した。8-OHdG(8—ハイドロオキシ・デオキシ・グアノシン)は酸化ストレスを測る数値で、尿検査で調べる。この数値が高いほど酸化が進んでいることを意味する。

図13を見ると、わずか三日間の食事で、8—OHdGが平均一一%減少している。また、血清中のビタミンC濃度は平均一八%増え、脂肪は平均三三%減少している。健康へのプラス効果は明らかである。

図13　酸化ストレス抑制食の効果

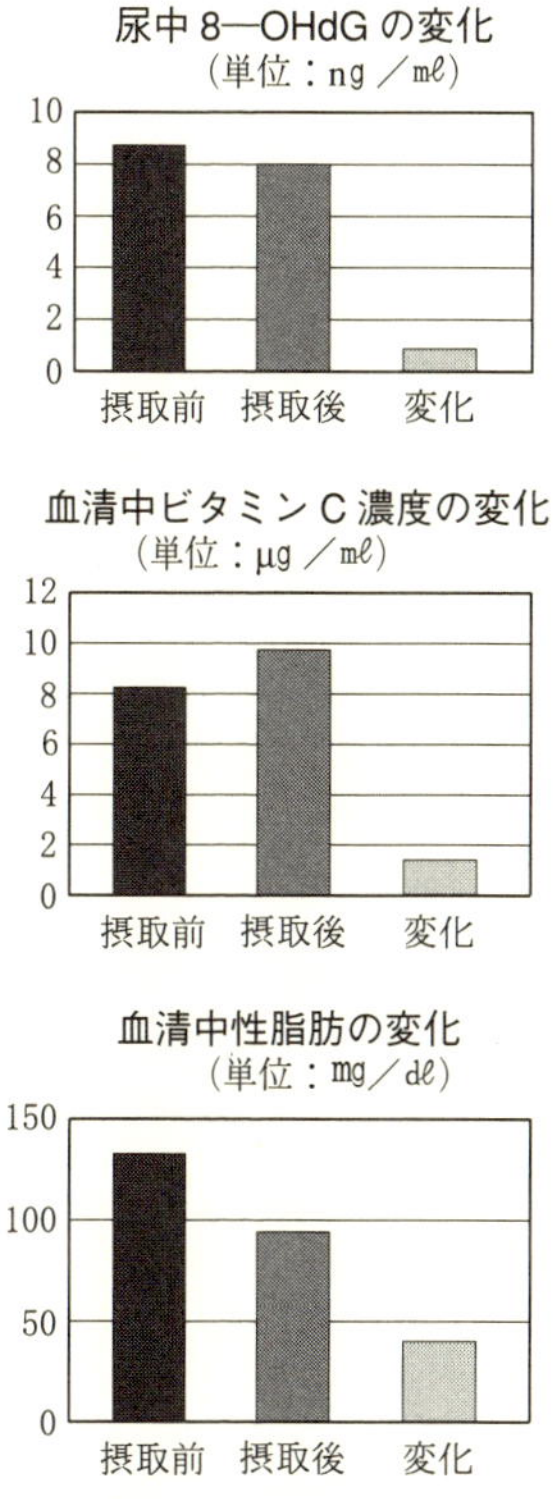

(出典）図11に同じ。

抑制食の一例

メニュー	材料（1人分）
豚汁	豚肩肉20g、大根30g、人参10g、ごぼう5g、生椎茸10g、白味噌6g、赤味噌6g、サラダ油1g、パウミー0.4g、乳Ca酵素1g、水120g。
スクランブルエッグ	鶏卵60g、牛乳10g、玉ねぎ10g、人参10g、ピーマン10g、バター1g、塩0.3g、コショウ0.1g。
ブロッコリーサラダ	ブロッコリー70g、ラディッシュ5g、ノンオイルツナ10g、ノンオイルドレッシング・サウザン10g。
玄米ご飯	玄米40g、赤米3g、きび0.6g、黒豆10g、昆布0.6g、ごま0.6g、水80g。
炒りどり	鶏もも皮付35g、ごぼう30g、板こんにゃく30g、焼竹輪20g、人参20g、冷凍絹さや5g、干椎茸3g、醤油6g、砂糖5g、酒1g、サラダ油3g、乳Ca酵素1g。
和風サラダ	きゅうり35g、いか30g、玉ねぎ10g、乾燥わかめ2g、白味噌8g、辛子粉0.2g、サラダ油6g、米酢3g、砂糖2g。
枝豆	冷凍枝豆50g、塩0.5g。
玄米ご飯	玄米40g、きび0.6g、小豆10g、昆布0.6g、ごま0.6g、水80g。
ハンバーグ	合挽肉70g、玉ねぎ30g、牛乳10g、鶏卵10g、パン粉5g、塩0.3g、コショウ0.1g、サラダ油0.5g、トマトケチャップ5g、ソース5g。付け合わせ=ほうれん草80g、冷凍スイートコーン20g、バター0.5g、塩0.1g、コショウ0.1g。
甘酢漬け	大根40g、人参10g、セロリ10g、米酢5g、砂糖2g、塩0.5g、サラダ油1g
きのこのマリネ	えのき茸20g、ほんしめじ20g、生椎茸20g、ピーマン10g、昆布だし粉末1g、米酢10g、砂糖3g、醤油1g、塩0.2g、唐辛子0.1g、サラダ油2g、水10g。

表23　酸化ストレス

【朝食】	緑茶パン	40g×2個	【栄養価・1日分】		
	ブルーベリージャム	13g×2袋	エネルギー	1,950 kcal	
	豚汁		たんぱく質	90.7g	
	スクランブルエッグ		炭水化物	271.9g	
	ブロッコリーサラダ		脂質	66g	
	オレンジ	80g	ORAC	4,417 ORAC単位	
	人参55ジュース(190cc)	1本	総カロテノイド	37,840	
	牛乳(200cc)	1本	α―カロテン	2,400	〈6.3%〉
【昼食】	玄米ご飯	130g	β―カロテン	11,800	〈31.2%〉
	炒りどり		ルテイン・ゼアキサンチン	12,300	〈32.5%〉
	和風サラダ		リコペン	11,300	〈29.9%〉
	枝豆	50g	β―クリプトキサンチン	40	〈0.001%〉
	トマト	100g	セレン(Se)	6.2μg	
	キウイフルーツ	70g	ビタミンE	12.3mg	
			ビタミンC	438mg	
【夕食】	玄米ご飯	130g	αリポイック酸(ALA)	24mg	
	ハンバーグ		ナイアシン	23.9mg	
	甘酢漬け		ビタミンB_2	2.3mg	
	きのこのマリネ		葉酸	182μg	
	グレープフルーツ	80g	ビタミンB_{12}	2μg	
	人参55ジュース(190cc)	1本	カテキン	440mg	
			ビタミンA	11,625 IU	
			ビタミンD	51 IU	
			ビタミンD_6	1.36 IU	

(注) カロテノイドはカロテンなどの色素の総称、セレンは酵素族元素のひとつ、リポイック酸は強力な抗酸化成分、ナイアシンは水溶性ビタミン、葉酸は水溶性のビタミンB複合体のひとつ、カテキンはタンニンの一種で緑茶に含まれる。また、IUは国際単位である(図12―1参照)。

(出典) 図11に同じ。

ところで表23でわかるとおり、ご飯が玄米であり、野菜や果物が比較的多いものの、それほど特徴的なメニューではない。実は肝心な点は、真空低温調理の採用にある。それぞれの食材を耐熱フィルムに詰め、調味料を加えた後に脱気して真空包装し、食材に合った温度(五五度〜一〇〇度)で一定時間、加熱するのだ。真空だから空気に触れないので酸化が防止でき、低温だからビタミン類をはじめ栄養素の損傷が少なくてすむ。また、タンパク質の多くは四〇度で変成が始まり、八〇度で完全に変成する。そこで、真空低温調理では八〇度以下で調理する。

たとえば、ブロッコリーを通常のように沸騰したお湯でゆでるとビタミンCは五三%失われるのに対して、真空低温調理では三%しか失われない。牛ヒレ肉の場合は、通常の調理では生の六倍にもなる過酸化物が、真空低温調理では生の七分の一にすぎない。

これらは、ガンの予防に日々の食生活がいかに大切かを示す格好のデータである。高い栄養成分を含んだ素材を選び、調理方法にも気を配ることの重要性がおわかりいただけるだろう。

この調理方法は、家庭でも可能だ。聖隷三方原《みかたばら》病院(浜松市)で行われている一例を紹介しよう。

たとえば、サバの切り身を三〇〇度のオーブンで一分、表面を焼き、異臭を除く。そのあと急速に冷やして調味料を入れ真空パックする。そして、六五度のスチームで三〇分間加熱し、再び急速冷却して保存するのだ。イモ類や多くの野菜は九〇度以上で加熱する。カボチャやジャガイモは九五度で四〇〜四五分、白菜は九五度で一〇分が適切だ。大根やキノコの場合は七五度程度がおいしい。（足立健三「真空調理への挑戦」金谷節子＆聖隷三方原病院栄養科スタッフ編著『病院食事革命』女子栄養大学出版部、一九九八年）。

◆コンビニや量販店の惣菜や弁当を避ける

家族の人数が減少し、高齢化が進んでいる。少人数の調理はムダが多く、惣菜類や弁当をコンビニエンスストアや量販店で買い求めるケースが多い。最近では、惣菜類や弁当の豊富な品ぞろえが安定的な売上げに結びつくようになった。各種サラダ、野菜の煮物、各種揚げ物、魚の煮付け、おでん、煮豆、焼き鳥、カット野菜、スープ類、漬物類、季節ごとの調理品、おにぎりや寿司などの米飯類、サンドイッチ、さらに和風・洋風・中華風の弁当と、それこそ種類は枚挙にいとまがない。

こうした売り場でもっとも気をつけるのは食中毒である。それでも、毎年、どこかで発生する。ゼロの年は一度もない。発生させないために、殺菌と除菌に最大の注意を払う。

野菜や果物のように生の素材をそのまま利用するほど、その傾向が強い。野菜のなかで生のまま利用されるケースが多いのは、レタス、キュウリ、トマト、キャベツ、大根、ねぎ、ニンジンなどだ。

実は、筆者は、農業生産者、食品加工会社、流通業者、量販店のコンサルタント業務を生業にしている。つまり、生産・加工・流通・販売と、食材が生産されてから消費者の食卓にわたるまでを取り扱っているのだ。以下の記述は、すべて私の実体験である(ただし、現時点では具体的な会社名や地名を明かすことはできない)。

惣菜加工やカット野菜の工場では、生野菜の除菌にいつも悩まされてきた。根菜類や葉物類の多くは、収穫時点で一〇の八乗以上の一般生菌と一〇の二乗前後の大腸菌が付着しているからだ。これに対して量販店や外食産業などのカット野菜の納入基準の多くは、一般生菌が一〇の四乗以下、大腸菌群は陰性となっている。

この基準を満たすために、筆者がコンサルタントを務めた加工場では、洗浄水の塩素濃度を一〇〇〜二〇〇ｐｐｍとする以外に適切な方法がなかった。だが、これほどの濃度で除菌しても、レタスやキュウリは安全基準の維持がむずかしい場合がある。残留塩素が付着したままの惣菜、弁当、サンドイッチをコンビニに納入され、それが売られているのだ。ファストフード店のハンバーガーにはさまれているレタスも同様に、高濃度の塩素で殺菌されている。

野菜には、有機物質のひとつであるフミン質が付着しやすい。フミン質と塩素が反応すればトリハロメタンを生成するから、ガンにかかる危険性も増す。ところが、惣菜の加工現場ではトリハロメタンの測定など行われていない。水道水が蛇口から出る際の塩素濃度は、一般生菌や大腸菌に対する安全のため〇・一ｐｐｍ以上と指導されている。一方、野菜、魚のお造り、寿司などには塩素濃度の指導はないが、高濃度の塩素が残留している可能性がある。

また、ハンバーガーを焼いたりフライドチキンを揚げる油の多くは、コーン油である。コーン油とトリハロメタンの一つであるクロロホルムは、相互作用で腫瘍を引き起こす疑いが指摘されている。

◆輸入惣菜を食べない

二〇〇二年に入って、中国産の輸入冷凍野菜から高濃度の残留農薬（なかには使用禁止農薬もある）が相次いで検出され、大きな問題になった（瀧井宏臣『食卓に毒菜がやってきた』コモンズ、二〇〇二年）。

だが、輸入は冷凍野菜だけでなく、冷凍惣菜も多い。輸入先は圧倒的に中国が多く、ギョウザ・シュウマイ・春巻・肉まんなどの中華惣菜、ロールキャベツ、外食産業の加工惣菜などが中心である。串刺しの焼鳥はタイが多い。筆者がもっとも大きな問題と考えているのは、こうした輸入惣菜に使われている水である。

産地や日本で検査されているのは、一般生菌数、大腸菌群、コレラ菌、赤痢菌などの当然の項目に加えて、味覚に強い影響を与える鉄、マグネシウム、カルシウム硬度などに限定されている。中国、インドネシア、ベトナム、タイなどの惣菜加工国の水に含まれる砒素、クロム、ニッケル、カドミウムなどは、測定能力のない場合が多く、検査されていない。これらの物質は、加熱しても消滅しない。

前述の国ぐにの惣菜加工場の多くは、地下水を利用している。井戸の深さは、せいぜい三〇~五〇メートルだ。たとえばタイの場合は、五〇ｐｐｍ程度の塩素殺菌を行って使用している。中国でも、五〇~一〇〇ｐｐｍで塩素殺菌が行われている。

中国の水は砒素の含有量が多い。輸入したネギからは一〇〇ｇあたり七〇~八〇㎎もの砒素が検出されたことがある。一部の量販店では、検査後に廃棄したが、多くは野放しである。

バングラデシュ、中国、インド、タイなどアジア各地で、水の砒素汚染による重大な被害が続出しているという。砒素が含まれた地下水を飲んでいる人たちの多くが慢性砒素中毒症になり、内臓障害やガンで苦しんでいる。なかでも、中国の山西省では、井戸水に含まれている砒素の被害者が二〇〇万人にも及んでいるという報告さえあるほどだ（NGO「アジア砒素ネットワーク」のニュースレター№1（一九九六年九月）による）。

筆者は食物の産地を選択する際の一つの目安として、その地域の人びとの健康状態を観察する。中国のネギやメキシコのカボチャなどの産地では、生産者を集めて栽培方法を説明するとともに、彼らの首筋・手・足首などの皮膚の状態を見て、地下水の含有量を検査する。こうした地域で皮膚ガンの症例をよく見てきた。皮膚ガンは一般に、高濃度に浴びる紫外線が原因とされている。だが、実は、水に含まれている砒素も影響するのである。WHOも、水質汚染による砒素と皮膚ガンの関係に言及している。

惣菜類の加工には大量の水を使用する。米飯類や豆類を含む穀類の加工では、成分の約五六％が水である。それでも、これらはまだ少ないほうだ。加工乳製品は六〇〜七〇％、スープ類は七〇％以上、缶コーヒーと果汁飲料は八〇％以上、お茶類は九〇％以上が水である。パンの製造にも多くの水が欠かせない。カット野菜の加工場では、原料の五〜一〇倍の水を洗浄で必要とする。冷凍の野菜・魚も同様である。乾燥野菜と乾物を例外として、食品産業は水の産業と言ってよい。

にもかかわらず、輸入野菜といえば残留農薬にばかりに気を取られ、肝心の水質が厳しく検査されていない。そして、輸入加工業者自身がその危険性を認識していないところに、輸入物菜の最大の危険性がある。健康に気を配るならば、手を出すべきではない。そして、少なくとも、使用している水と加工後の食品に含まれている、塩素、トリハロメタン、砒素の検査と、残留成分が一定の基準を満たしているかどうかの表示は不可欠である。

◆RO―逆浸透膜の純水装置で有害物質を除去する

水質をよくするためには、上流域にある山林を含めた地域全体の環境改善が不可欠であることはすでに述べた。しかし、あまりに水質の悪化が進んでいる現状では、応急の措置も必要である。

すでに大都市では水道水をそのまま飲む家庭が減り、ミネラルウォーターの販売が伸びている。二〇〇一年の生産・輸入量は一二四・七万㎘で、対前年比一四・五%増、八九年の一〇・六倍である（『水道産業新聞』二〇〇二年三月一四日号）。だが、調理に際しては加熱するから安心だと思い込み、水道水を利用している家庭が多いようだ。たしかに、塩素は加熱すれば気化するから、問題は少ない。とはいえ、沸点が一〇〇度以上の物質は、加熱してもそのまま残る。農薬やダイオキシンのような有機塩素化合物は、除去されない。

こうした有害化学物質の除去には、ＲＯ―逆浸透膜を利用した純水装置が最適である。最近では、業務用に加えて家庭用も販売されている。この装置はＮＡＳＡ（アメリカ航空宇宙局）が人工衛星のなかで飲料水を確保するために利用してきたほか、海水の淡水化装置としても使われてきた。

水の分子以外の物質が通過できないほどの小さな孔がある高分子膜を「半透膜」という。この半透膜を介して海水と淡水を接触させると、淡水は浸透圧が高い海水のほうへ流れていく。海水側に本来の浸透圧よりも強い圧力を加えると、逆に海水側から浸透膜を通して淡水が染み出してくる。自然の流れとは逆なので、「逆浸透膜」と呼ばれる。

逆浸透膜の孔は〇・〇〇〇一ミクロン（一〇〇〇万分の一ミリ）と極端に小さく、ナトリウムやカルシウムなどのイオン、トリハロメタン、有機塩素化合物、硝酸イオン、細菌、ウイルスなどを通さない。通常、高性能の浄水器で使用され、細菌を通さないろ過膜の孔は〇・〇一ミクロンだから、逆浸透膜の孔がいかに小さいかがわかる。こうして得られる純水には、不純物が存在しない。

純水には大きく分けて三種類ある。第一は一般に蒸留水と呼ばれるもので、水を沸騰させて得られる蒸気を冷やして作る。このときは、不純物が混じることもある。第二はRO—逆浸透膜による純水で、蒸留水に比べてはるかに不純物が少ない。第三は、半導体工場などで使用される不純物がない超純水である。

ただし、一般に純水はまずいとか体に悪いと言われる。水に関する書籍にもそう書かれている場合があるし、スペースシャトルに搭乗した毛利衛《まもる》さんもRO—逆浸透膜純水器の水はまずいと言っていた。もっとも、このとき毛利さんが飲んでいた純水は、人間の汗や小水も原料として使っている。飲用にする前の段階で感性的にまずいという意識が先にあったのだろう。

人間の味覚は舌の上だけで判断するのではなく、さまざまな生活や経験のなかで学習された意識によって決定されている場合が多い。食品や食材の名称だけで口に入れる行為を拒否することがたびたび見られるのは、その表れである。たとえば鶏肉がきらいな人は初めから食べようとしないし、ワニと言えば名前を聞いただけで拒絶する人が多い。

実際には、RO—逆浸透膜によって有害物質を取り除いた純水は、まずくはない。それは、原水の水質を引き継いでいる。利根川の水は群馬県や埼玉県を流れる利根川の味であり、淀川の水は琵琶湖の水の味である。

大阪市では最近、自動販売機でRO—逆浸透膜による純水器を利用した水を販売する量販店や、「純水炊き」を謳い文句とする米飯店や寿司屋が誕生し、お客も増えている。いわば、食品の新しい表示方法である。米を炊いた場合、炊きあがり重量の五〇～五八％が水である。素材の五〇％以上を占める成分が水道のままなのか、お客の健康を考慮して不純物を除去しているのかは、食品添加物や酸化防止剤の表示と同様に大切だ。

純水を使った加工食品の長所は、ナトリウムイオンが少なく、味覚が安定しやすいことだ。米、豆類、乾物は、とくに素材そのもののうま味や甘みが出しやすい。そして、薄味に適している。

糖尿病食や腎臓病食だけでなく、健康のために塩や糖分の減少が求められている。薄味を引き出すには素材の質と使う水がよくなければならない。素材の質は基礎栄養成分の含有量と関係し、質がよい加工品や調理品を作ることができる。

家庭用のRO—逆浸透膜の純水装置の入手先（発売元）は、以下のとおりだ。

ウォータープラネットWP-SQC-3、WP-1、いずれもシンク下設置タイプ

アクアテクノロジー　℡〇一二〇—七五—五五七七　http://www.aquatec.jp

◆トータルミネラルが低い水を飲む

六五歳以上を高齢者と呼ぶ。日本の高齢者人口は約二二三四万人で、総人口に占める割合は一七・七%だ。高齢者の人口比率が一四%以上に達し、それが持続している社会を高齢社会と呼ぶから、日本はすでに高齢社会に突入している。そして、八〇歳以上の人口は四九四万人で、割合は三・九%だ。内訳は男性が三一・九%、女性が六八・一%となっている(二〇〇一年三月一日現在)。ただし、八〇歳以上の年齢層は第二次世界大戦で多くの戦死者を出しているから、この男女差がそのまま生命力の差とはならない可能性もある。

八〇歳以上の高齢者が人口の一〇%を超えている広島県の佐伯《さえき》郡吉和《よしわ》村、山県《やまがた》郡加計《かけ》町・戸河内《とごうち》町、島根県の美濃《みの》郡匹見《ひきみ》町、那賀《なが》郡弥栄《やさか》村、そして徳島県勝浦郡上勝《かみかつ》町の生活水の水質を、筆者は計測してきた。各戸に水道水が引かれていても、井戸水や沢の水を飲料水に利用している人びとが多い。塩素殺菌された水の臭いと味になじめないのだろう。

総イオン値は二〇～四〇ｐｐｍ(一ℓあたり二〇～四〇㎎)、カルシウムイオン値は一〇～三〇ｐｐｍと、いずれも低い。ナトリウムイオン値は低すぎて、計測できなかった。塩素イオンと硫酸イオンは、六町村すべてゼロ。完全な軟水であり、トータルミネラル(カルシウム、マグネシウム、ナトリウム）が低いのには改めて驚いた。

これに対して、八〇歳以上の高齢者が人口の一〇％を超えている町村が存在しない東北地方では、主要河川の中流や支流でも次のようにカルシウムイオンが多い。たとえば岩手県盛岡市の北上川では八〇〜一一〇ppm、秋田県大館《おおだて》市の米代《よねしろ》川では六〇〜八〇ppm、宮城県角田《かくだ》市の阿武隈《あぶくま》川では七〇〜一〇〇ppm、青森県八戸《はちのへ》市の馬淵《まぶち》川では一〇〇〜一二〇ppmである。また、埼玉県南部を流れる入間《いるま》川（荒川の支流）流域は、おおむね一二〇ppm程度だった。ミネラルが豊富な水が健康によいといわれてきたが、疑問である。

◆水利権を流域住民のものにする

日本の河川は、河川法によって一級河川と二級河川に分かれている。国土保全や国民経済上とくに重要な水系が一級河川で、その管理は国土交通省（旧・建設省）の管轄だ。多くの河川には、水利権や漁業権が設定されている。水利権には認可水利権と慣行水利権があり、江戸時代からの農業用水の権利がそのまま引き継がれている場合もある。また、電力会社や鉱山会社が水利権を確保しているケースも多い。

これに対して、流域住民の水利生活権を保障する法律は存在しない。公共性が高く、生活に欠かせない電力は、供給の安定と安全が確立していなければならない。人びとが安全な水を確保する権利は、「健康で文化的な最低限度の生活を営む権利」（憲法二五条）である。にもかかわらず、水利生活権が設定されていないのは、法律の不備である。

第4章で紹介した岡山県成羽町では、水源施設（簡易ダム）が老化し、新たな施設を建設する必要性に迫られている。本来なら、すぐ近くを流れる成羽川から水を引けばよい。ところが、町内を流れる河川の管轄は国土交通省である。そのため、成羽町よりはるかに下流に位置する総社市の高梁川から導水路によって供給する計画を模索している。

また、滋賀県甲賀《こうか》郡信楽《しがらき》町では二〇〇二年三月、水道水に工業用水が流れ込み、環境ホルモンであるフェノール類が基準値の約三倍も検出される事故が発生した。町の浄水場は、琵琶湖に流れ込む一級河川の大戸川から取水していた。この事故によって、信楽町が河川法による許可を滋賀県から受けずに取水していたことが発覚した。

その後、継続して給水を認めるかどうかが問題となり、滋賀県河港課は給水を認めない方針であると報道された。結局、信楽町側が謝罪し、給水は続けられたが、流域の住民や市町村に河川利用権がないこと自体が問題なのである。明治時代の殖産興業の遺物がいまなお生き続けていると言えるだろう。

すでに述べてきたように、流域全体の環境が保全されてはじめて、よい水質を維持できる。水の利用にあたっては、流域生活者の権利が最優先されなければならない。そのうえで、利用目的別に必要とする水質に応じて、権利が与えられるべきである。水利権は地域にあり、必要であれば国土交通省に委託できるというのが、本来あるべき姿だ。現状では電力会社が多くの水利権を保持している。だが、発電のためには、生活者の健康維持に不可欠な水質検査は必要としない。これでは、水質は保てない。

流域生活者の権利の優先は、水質の維持を水利権設定の判断基準とすることを意味する。一定の水質が維持されていれば、必然的に漁業権は保障されるはずだ。そして、下流域住民の健康を守る水質が保証されてはじめて、ダム建設の是非が討議される。これが本来の順序というものだろう。

いま熊本県の川辺川ダム建設をめぐって、住民の強い反対運動が起きている。仮にダムが建設されれば、川辺川が流れ込む球磨《くま》川の水量は低下し、日本三大急流の呼称を返上しなければならなくなるだろう。観光名所が失われ、球磨川の川うなぎと鮎が泥臭くならないためにも、ダムの建設ではなく、上流域の森林の間伐と常緑樹の整備に予算を使うべきである。

日本は名水の国であった。ところが、水が原因と考えられるガンだけで年間約一万五〇

○○人が亡くなっていると推定されるまでに、変わってしまった。その原因は、誤った水利権の設定に加えて、国民が安易に行政に管理を委ねたことにもある。河川を利用する権利は国土交通省にあるのではなく、流域住民にある。国土交通省は、国民から河川の管理を委託されているにすぎない。国民とは、流域住民のことである。意味のないダム建設を強行するならば、管理委託の返還を求める行政訴訟を行ってはどうだろうか。

そもそも、私たちが納めた税金の使い方も、政治家と行政に委託しているにすぎない。委託した運用に問題があれば、使い方を変え、住民の力によって運用するような方向転換が必要である。そうでなければ、真の成熟した民主国家にはなり得ない。

◆都市生活者が山林を保全し、水質をよくする

利根川、淀川、筑後川など大都市の水源となる河川の水量と水質の安定には、上流域全体の山林保全が欠かせない。だが、実際には、山は荒れている。

たとえば杉の造林が多い筑後川の上流域は、九二年の一九号台風による被害がまだ残っている。倒木した杉の木が目立ち、間伐もされていない。こうした状態は、各地に共通している。山林の保水性は、落葉樹より常緑樹、針葉樹より広葉樹が高い。根が大地に広

がって支える体積が大きく、表土の流出を防ぐからである。間伐されていない山林は根の広がりに乏しく、二〇～三〇ミリ程度の雨でも表土が流出する。その結果、河川は濁ってしまう。

河川の濁りは、そのまま生活用水の水質に影響する。山林、河川、そして都市生活は、はっきり結びついているのだ。山林の保全は、都市生活者が安全な飲み水を確保するための必要条件である。

そこで、都市生活者が山林保全活動を行うことを義務化してはどうだろうか。たとえば、大都市をかかえる首都圏（東京都・埼玉県・千葉県・神奈川県）、京阪神（大阪府・兵庫県・京都府）、愛知県、広島県、福岡県（あわせて人口約六四〇〇万人）の一〇歳から六九歳まで（約五二〇〇万人）が年間一〇日間、山に入る。そして、下草刈りや間伐などできる範囲の作業を行うのだ。単純計算で、年間約五億二〇〇〇万人が過疎地域に移動することになる。

参加者には一日五〇〇〇円の地域減税交換券を発行し、交通費は半額を助成する。休日・祭日が家族単位で有効に利用でき、高速道路や鉄道の赤字も軽減される。参加者は各地で昼食を取り、みやげを買い、ときには宿泊もする。こうした移動と消費は、地域活性化の大きな素地となる。参加できない人は代行参加を認め、権利の等価交換を可能にすると、失業対策にも結びつく。現地の指導を営林署と市町村の職員で行えば、人員削減を迫られている職員の有効活用の一端となろう。

これに似た試みは、二〇〇一年からすでに和歌山県で始まった。木村良樹和歌山県知事と北川正恭三重県知事が共同で発表した「緑の公共事業で地方版セーフティネットを」にもとづくもので、「緑の雇用事業」と名付けられている。地方に新天地を求める都市生活者やリストラなどで失業した人びとを森林作業員として雇用し、荒れた山林を再生させるのだ。過疎地を活性化させ、失業対策にも役立つと、期待は大きい。

◆健康な高齢者が多い地域に学ぶ

高齢社会を反映して、九九年から二〇〇一年のわずか二年間で、八〇歳以上の高齢者が人口の一〇%を超える町村は三七から八九へ、二・四倍に増加した（一六四〜一六五ページ表24）。その割合がもっとも高いのは沖縄県島尻《しまじり》郡粟国《あぐに》村の一五・一九%である。

府県別では広島県二〇町村、島根県一四町村、山口県九町村、長野県八町村の順だ。北海道と東京都はそれぞれ一村、東北と関東六県は皆無。中国・四国・九州で、計六八町村と全体の七六%を占めている。いずれも医療機関が充実していない過疎地域で、人口が一万人を超えるのは鹿児島県吹上町のみで、六三町村が四〇〇〇人以下だ。

地形的な分布を見ると、離島が二六町村、内陸部が五七町村だ。佐渡島と隠岐《おき》諸島には多いが、本州の日本海側の町村は少ない。また、瀬戸内の島々では、山口県と愛媛県にはあるが、岡山県と香川県にはない。広島県と島根県の県境に隣接した地域だけで一一町村ある。同じような条件でも、鳥取県と岡山県の隣接地域は一町にすぎない。また、長野県には多いが、隣接して過疎地域がある岐阜県と群馬県には存在しない。

鹿児島県と沖縄県の離島には、高齢者の割合が高い町村が多い。これらの地域をみると、単に過疎地域だから八〇歳以上の人口が一〇％を超えたわけではない。気候、食生活、経済、生活環境の各面で高齢者が元気に生活できる条件を満たしている。

これに対して、北関東、東北、北海道は高齢者の生活に厳しい条件がいくつもある。たとえば、長い冬が日々の運動量の少なさを生み、健康に影響していると考えられる。また、北関東から東北地方は塩分の強い調理が多い。

同じく冬が厳しい長野県に、八〇歳以上の高齢者が人口の一〇％を超える町村が八つもあるのは、県下をあげて減塩運動を行ったからではないだろうか。漬け物も味噌も、味が一昔前と大きく変わった。お茶請けに出される野沢菜は古漬けではなく浅漬けが多くなり、薄味に変わっている。

八〇歳以上の高齢者が多い町村の多くでは、農家の耕作面積が小さい。漁村の場合は、

の10% 以上を占める市町村

県	町　村	人口	80歳以上の人口	比率(%)
	作木村	2104	255	12.12
	三和町	4001	449	11.22
	比和町	2212	243	10.99
	吉和村	865	94	10.87
	甲奴町	3431	373	10.87
	加計町	4709	505	10.72
	豊平町	4721	502	10.63
	西城町	5141	543	10.56
	口和町	2793	289	10.35
	油木町	3380	348	10.30
	筒賀村	1398	141	10.09
	戸河内町	3489	351	10.06
	内海町	3576	359	10.04
山口県	東和町	5466	827	15.13
	橘町	6079	737	12.12
	本郷村	1442	173	12.00
	上関町	4665	543	11.64
	大島町	7610	851	11.18
	久賀町	4573	493	10.78
	錦町	4242	457	10.77
	美川町	1917	202	10.54
	むつみ村	2398	248	10.34
徳島県	上勝町	2334	252	10.80
愛媛県	関前村	950	138	14.53
	大三島町	4499	502	11.16
高知県	大野見村	1800	218	12.11
	物部村	3319	384	11.57
	吾北村	3684	376	10.21
	仁淀村	2744	277	10.09
	大豊町	6650	735	10.05
福岡県	小石原村	1259	135	10.72
長崎県	崎戸町	2416	306	12.67
	伊王島町	1080	109	10.09
熊本県	栖本町	3123	314	10.05
大分県	大田村	1944	203	10.44
	真玉町	4222	428	10.14
鹿児島県	上甑村	1962	236	12.03
	大浦町	3123	372	11.91
	里村	1572	167	10.62
	吹上町	10109	1034	10.23
	宇検村	2301	235	10.21
	笠沙町	4030	409	10.15
沖縄県	粟国村	856	130	15.19
	渡名喜村	474	55	11.60
	大宜見村	3502	382	10.91

(出典) 市町村自治研究会編『住民基本台帳人口要覧平成12年版』国土地理協会、2000年。

表24　80歳以上の高齢者が人口

都道府県	町　村	人口	80歳以上の人口	比率(%)
北海道	泊村	2139	260	12.16
東京都	檜原村	3423	366	10.52
山梨県	芦川村	677	86	12.70
	早川町	1838	205	11.53
長野県	天龍村	2270	280	12.33
	長谷村	2280	269	11.80
	売木村	760	86	11.32
	上村	797	85	10.66
	麻積村	3510	374	10.66
	大鹿村	1527	159	10.41
	阿南町	6268	632	10.08
	鬼無里村	2467	247	10.01
新潟県	鹿瀬町	3010	318	10.56
	羽茂町	4577	481	10.51
	畑野町	5420	546	10.07
石川県	吉野谷村	1540	174	11.30
愛知県	東栄町	4948	497	10.04
三重県	紀和町	1864	250	13.41
京都府	和知町	4224	431	10.20
和歌山県	古座川町	3924	423	10.78
	美里町	4377	469	10.72
島根県	羽須美村	2254	310	13.75
	知夫村	751	101	13.45
	大和村	2148	272	12.66
	瑞穂町	5240	631	12.04
	布施村	517	61	11.80
	匹見町	1900	219	11.53
	弥栄村	1822	206	11.31
	温泉津町	4234	465	10.98
	頓原町	3005	320	10.65
	旭町	3297	350	10.62
	五箇村	2231	234	10.49
	邑智町	4756	493	10.37
	西ノ島町	3953	403	10.19
	海士町	2709	272	10.04
岡山県	備中町	3182	354	11.13
	奥津町	1932	198	10.25
広島県	豊町	3190	413	12.95
	神石町	3111	384	12.34
	木江町	2913	353	12.12
	蒲刈町	2928	349	11.92
	総領町	1917	223	11.63
	高宮町	4670	541	11.58
	世羅西町	4301	489	11.37

遠洋漁業などの大規模漁業を行うケースは少ない。小舟による小規模漁業である。規模が小さければ、無理な投資は少なく、自己流の農業・漁業が継続できる。経済的負担は小さく、収入は少なくても安定している。ここにも、元気に長生きする秘訣があるだろう。

◆身体を動かし、定期的収入を得る

徳島県上勝町。県のほぼ中央に位置し、人口は約二三〇〇人で、六五歳以上の高齢者が約四三%、八〇歳以上の高齢者が一〇・八%を占めている。筆者はかつて、いまや町の特産品となった「彩り野菜」の普及をお手伝いした。もみじ、柿、いちょう、南天、菊、ゆず、柑橘類など料理の飾り付けに使う葉を山から採って出荷するのである。紅葉したもみじの葉の長期保存の技術、早くに色づく柿やもみじの品種の選び方などをアドバイスした。彩り野菜は、おもに京都や大阪の日本料理店や結婚式場で、季節感を演出する素材として利用されている。現在の販売額は二億円に達する。

初めて上勝町を訪れたとき、絶壁のように切り立った山肌に農家が点在する風景に驚いた。少し平らで広いのは、学校、農協、役場があるところだけだ。平坦な地形が少なく、農家を訪ねるには、細い山裾に沿って這うようにつくられた道を、くねくねと曲がり、上がりそして下り、ようやくたどり着く。まっすぐに伸びる道はない。山裾のいたるところに小さな沢があって、こんこんと水が涌き、懐かしい沢ガニの姿が見られる。夏にはカジカの鳴く声が聞こえる。

耕作面積が少ない農家の庭先に咲く花や裏山に自生する山菜を有効利用して、彩り野菜は発展していった。梅、桃、桜と季節の花を小枝に咲かせ、旬を彩り、季節を演出していく。重労働の作業は少なく、収益性は高い。ある程度の美的センスとクリエイティブな精神さえあれば、年齢に関係なく継続できる。

収穫する花や葉の多くは、目線よりやや高い位置にある。背を伸ばし、腕を上げる日々の作業から、高齢者に必要な運動が自然にこなせる。収穫後は自宅で包装して集荷場に運ぶ。集荷場は品評会を兼ねた会話の場所である。収穫に参加する人びとは約二〇〇人。半数が七〇歳以上で、最高齢は九〇歳を超す。過疎地であっても、孤立した高齢者の姿ではない。寝たきりの高齢者は、二〇〇二年春の時点でわずか二名にすぎない。

徳島県の九七年の一人あたり医療費（国民健康保険による支払い額）は約四三万九〇〇〇円である。これに対して上勝町は四〇万三九九七円と、高齢化が進んでいるにもかかわらず八％も低い。高齢者が体力に合った仕事と定期的収入を得ることで医療費までも低減できる、絶好の見本といってよい。

高齢者施設を訪問して筆者の眼に入るのは、無力感が漂う姿である。職員の指導でイヤイヤ体操させられている老人の姿と、上勝町の元気な老人たちは、大きく違う。大切なのは、施設への隔離ではない。老後も自立した生活を送る定期的収入を得るための支援である。

定年後のんびりと年金生活を送ろうと計画している高齢者は多い。しかし、日本人の元来の遺伝子は少し違うのではないだろうか。死の直前まで仕事できる満足感が、高齢者の基礎的免疫力を向上させているように思う。別の表現をするなら、長年培われた遺伝子は貧乏性に慣れており、収入が精神的安心に結びつく。

精神的貧乏性は農耕民族の遺伝子の一つである。安定した定期収入があれば、消費も拡大する。農業は高齢者に最適の仕事である。たとえ農地をもっていなくても、農業に携われるような農地の開放政策が、今後は必要だ。構造改革は、ここでも不可欠である。

彩り野菜の生産者が旅行する姿は、都市の高齢者にまったくひけを取っていない。服装も化粧もセンスがあり、歩く姿は生き生きとし、日々の収入の安定が買い物にも現れている。現在の高齢者対策は抜本的な見直しが必要だ。

◆近代農業の生産構造を変える

第6章で紹介したスタイングラーバーは、イリノイ州の出身である。イリノイ州はアメリカの穀倉地帯であり、『がんと環境』では、その農薬汚染の深刻な現状も取り上げられている。

「イリノイ州の農業統計局によれば一九九三年にはトウモロコシと大豆畑の九九％に除草剤が使われている」（中略）「除草剤は様々な中毒作用で草を殺す。あるものは植物ホルモンに介入する。たとえば最初の合成除草剤である2、4―Dは栄養摂取速度よりも速く成長させる。だから、2、4―Dを浴びた草は奇妙にねじれて萎縮する。茎が膨れて曲がる。組織が破れると、病気を起こす菌や何かが入っていってとどめをさす。一九九三年にはイリノイ州大豆畑の一三％、トウモロコシ畑の一四％に2、4―Dが撒布されていた」（二二五ページ）

2、4―Dはベトナム戦争で散布された枯れ葉剤に使われていたもので、先天性の障害をもった赤ちゃんが誕生したことは広く知られている。

筆者もイリノイ州の上空から見た光景を思い出すとともに、あらためてアメリカの大規模農業によって起きている環境破壊の激しさに驚くばかりである。アメリカでは、土地のもつ能力を超えた生産を続けるために、大量の農薬や化学肥料を使用してきた。その結果、農産物の安全性が問題になっているだけでなく、表土の流出や地力の低下などによって持続的な生産が行えなくなっているのである。

アメリカの農業地帯では、連作障害や土の劣化などの理由で農地の採算性が下がると放棄されてしまう。そして、大規模な範囲で荒廃し、砂漠化していくのだ。その規模は、日本人の想像をはるかに超えている。廃墟となった家屋と一直線に伸びた農道が残るなか、矩形に区画されていたかつての農地に大きな墨絵の跡のような水流が描かれ、蛇行し、五大湖に向かっている。たった一度の雨で表土が流されてできた跡である。シカゴからボストンに向かう飛行機から下を見ると、延々と三〇分程度こうした光景が続く。

アメリカは典型的なケースだが、これに似た現象は大規模な近代農業を行う世界各地で起きている。近い将来、中国においても同じ問題が発生する可能性がある。農薬と化学肥料に依存した近代農業の生産構造から転換する以外に、解決の道はない。筆者はこの問題について、九九年に『有機農業の栽培技術とその基礎』(ハーバード・H・ケプフ著、菜根出版)を翻訳し、次いで二〇〇〇年に日本の農業汚染の実態をとおして『野菜が糖尿病をひきおこす!?』(宝島社)を出版し、世に訴えてきた。ご一読をおすすめしたい。

◆環境に合った生活へ

リンゴの栽培を例にとって考えてみよう。湿潤で温暖な西日本では、多くのリンゴの木が二〇年前後で枯れはじめ、高冷地でも病気や虫の被害が多い。リンゴの生産量が日本で二番目に多い長野県でも、定植後三〇年目ぐらいで収穫量が低下し、木の幹に空洞化が始まることが多い。表皮に苔がつき出す現象が老化の一つである。

生産量がもっとも多い青森県では、西津軽郡柏村に日本一古い樹齢一三〇年のリンゴの名木があり、県の天然記念物に指定されている。普通は二〇〜三〇年で劣化するが、親子三代が育て、一三〇年にわたって実を付け続けてきた。幹回りは三・五メートル、横に延びる一本一本の枝は直径三〇センチを超え、龍のごとく天に舞っている。いまも毎年、少なくとも五〇ケースは収穫できるという。力強く成長した姿を見ると、リンゴの木の精を大地一面に感じる。

最近は、早い時期から収穫量を上げるために、一本の木にできるだけ多くの実を付けさせ、密植して面積あたりの収穫量を重視する栽培方法が多い。それは、木の生命力の限界にさらに負荷をかけることを意味する。一時的に収穫量は上がるものの、病気になりやすく、害虫にも弱い。果実は大地からの贈り物であり、樹木にとっては子孫への伝達行為である。樹勢が衰えれば大量の農薬散布が必要となり、環境と健康の破壊に結びつく。

果実の味は、果実に含まれる総ミネラル量と糖度によって決まる。果樹は、根が深く広く大地を捉えることによって生育が安定する。したがって、根が大地を抱える量が少ない密植栽培では、果実に含まれるミネラルが不足しやすいし、栄養成分も不足してしまう。そこで、栄養を補給するために過剰に肥料を与えるのだ。だが、投下された肥料のすべてを根は吸収できない。雨が降れば果樹園から流れ出し、環境汚染の原因となる。干ばつや長雨にも弱い。


結局は、経済効率の追求が病弱な体質をつくっているのだ。ブロイラーや豚の飼育も、果樹とよく似ている。狭い土地で大量に飼育するから病気になりやすく、抗生物質などの薬剤を大量に使用するという悪循環を繰り返してきた。これらは、そのまま人間にも当てはまる。肥満体や、糖尿病をはじめとする生活習慣病の原因に類似している。安易な農薬散布や過剰な肥料投与は、必要以上の投薬と同じだ。

一三〇年間も元気なリンゴの木は、生育状態と天候の変動に合わせて、環境への負荷をかけずに、生命力のサイクルにしたがって収穫量を維持してきた。自然環境と対話しながら、生命力を脈々と保ってきたのである。この古木は、生命と環境の大切さを伝える教科書と言えるだろう。

人間の生命も同じだ。環境に合った、環境への負荷の少ない生活を送り、自己と環境と対話していくことで、ガンを予防し、ガンに対する恐怖心も軽減できるのではないかと、筆者は思っている。

◆疫学的な調査・研究を進める

アメリカと日本のガンの疫学的な調査・研究には大きな違いがある。アメリカの研究チームは疫学に加えて、地理学、化学、細胞生理学、医学の分野から構成され、ガンにかかってから亡くなるまでのデータを市民参加によって収集し、研究している。国の予算も投入される。日本では、そうした事例は見当たらない。日本の医学は治療医学であって、予防医学的・疫学的な調査・研究は非常に少ない。

予防医学の研究は、患者の協力なくしては進まない。ガンを減らすには、疫学的調査と研究が欠かせない。現時点では死亡者数から割り出した本書のデータが有力な判断材料となるが、かかってから数年たてば死因が最初にかかった病気と変わる場合もある。

病と個人が闘うだけでは、地域全体の死亡者数の減少には結びつかない。ガンとの闘いは、人類がこの地球に生存するかぎり続く。無抵抗では勝利できない。ガンの原因の多くが人類がつくり出したものである以上、闘いは続けなければならない。その対象は、人間の生き方であり、人間がつくり出した環境である。

かつて医師の近藤誠氏が書いた『患者よ、がんと闘うな』(文藝春秋、一九九六年)がベストセラーとなった。ある意味では、このタイトルは正しいかもしれない。自身と戦うのではなく、同じ病気にかかった患者が、共通した価値観をもって、地域ごとに闘うべき病気がガンであるとも言えるからだ。

日本は世界的にもまれにみる高齢社会を迎えつつある。正確な人口動態調査が行われ、病気別の死因が分類され、市町村ごとのデータも整理されている。しかし、年間約三〇万人が亡くなる国民的病気の疫学的調査を進めるためには、より細分化したデータが必要である。医師、化学者、地質学者、統計学者に加えて、患者の協力によって、水質、地下水脈、地形、風向き、生活習慣、遺伝的要因など総合的な判断材料を集めなければならない。

アメリカではレイチェル・カーソンの『沈黙の春』にならって、疫学的調査を行う「沈黙の春研究所」と呼ばれるプロジェクトが発足しているという(『がんと環境』一二五～一二六ページ)。日本版「沈黙の春研究プロジェクト」の結成を強く呼びかけたい。

あとがき

日本の農業生産地を歩き始めて三五年が過ぎた。農業生産のあり方が健康と深く結びついていると肌で感じるようになったのは、新たな農薬や技術を草分け的に利用した熱心な生産者が五〇歳代や六〇歳代でガンにかかるケースをたびたび見てからである。施設園芸が盛んな静岡県や福岡県では肝臓ガン、水田単作の東北・北陸では胆のうガン、九州では腎臓疾患が多かった。新しい農薬を使い出して五〜七年後に、夫婦どちらかが大きな病に倒れるのである。

これまで、農業生産が盛んな地域における環境の変化が人体にどう影響するかを示す報告は少ない。しかし、小さな河川や水田に生息するカエル、メダカ、ドジョウなどがだんだんに減り、やがてまったく見られなくなる地域が多い。生命サイクルの早い小動物ほど一般的に環境の汚染に敏感であり、この現象は人体への無言の警告を意味している。

一九九四年になって、胆のうガンと水田で使われてきた除草剤CNPの因果関係が医学的に解明された。しかし、その後も水田地域の環境汚染は改善されていない。そして、生産規模の拡大は、農薬投与量の増加に結びつく。

もちろん、環境汚染は農業によるものだけではない。鉱業、繊維・パルプ・化学などの工業、そして私たちの生活スタイルそのものが問題である。

本文でふれたように、日本では年間約三〇万人がガンで死亡している。医療費は年間約三〇兆円にも及び、その社会的負担は限界を迎えつつある。このままガンの死亡者が増え続ければ、日本の医療と福祉は財政面から破綻するだろう。また、国民や企業の社会的負担の増加は、国際競争力の低下を意味する。

本書では、厚生省の『人口動態統計』や各都道府県・市町村の人口動態調査から、五〇歳代以上のおもなガンの死亡率を計算し、それが地域ごとに大きく異なる事実を明らかにした。そして、とりわけ肝臓ガンと乳ガンの原因が飲料水の水質にあることを、各地の水道水の水質調査報告書の分析から明確にしている。

筆者の目的は、恐怖をあおることではない。明るみに出されてこなかった事実を示して、私たちがガンにかからないために、飲料水の供給体制や食生活をどう変え、予防医学をどう構築していけばよいのかを考えてほしいのである。超高齢社会へ突入するなかで、選択の時間的余裕は少ない。

なお、環境調査・分類・分析に関しては河野潤の協力を得た。また、本書をまとめるにあたってジャーナリストの林克明氏にお世話になった。記して、深く感謝したい。

二〇〇二年一〇月

河野武平

〈参考文献〉


大城護『水道水『複合』汚染』宝島社新書、二〇〇〇年。

小野芳郎『水の環境史』ＰＨＰ新書、二〇〇一年。

小島貞男『水道水』宙出版、一九九七年。

小林勇『恐るべき水汚染』合同出版、一九八九年。

左巻健男『おいしい水　安全な水』日本実業出版社、二〇〇〇年。

サンドラ・スタイングラーバー著、松崎早苗訳『がんと環境』藤原書店、二〇〇〇年。

（社）日本水環境学会『日本の水環境2～6』技報堂出版、一九九九年～二〇〇〇年。

琵琶湖、淀川水環境会議編『よみがえれ琵琶湖、淀川』日経サイエンス社、一九九六年。

前田浩『野菜はガン予防に有効か』菜根出版、一九九五年。

松谷宏『正直者が馬鹿を見る国民健康保険』宝島社新書、二〇〇一年。

矢野恒太記念会編『データで見る県勢一九九〇～二〇〇一年版』矢野恒太記念会、一九九一年～二〇〇二年。

山﨑正利『サイトカインの秘密』ＰＨＰ研究所、一九九九年。

和田洋六『飲料水を考える』地人書館、二〇〇〇年。

厚生省(厚生労働省)大臣官房統計情報部『人口動態統計(上～下)昭和六二年版～平成一一年版』一九八九年～二〇〇一年。

市町村自治研究会編『住民基本台帳人口要覧平成元年版〜平成一三年版』国土地理協会、一九八九年〜二〇〇一年。

総務庁統計局『家計調査年報平成五年〜一一年』日本統計協会、一九九四年〜二〇〇〇年。

『WHO飲料水水質ガイドライン』日本水道協会、一九九九年。

秋田県、山形県、埼玉県、千葉県、東京都、神奈川県、長野県、福井県、愛知県、京都府、大阪府、兵庫県、和歌山県、広島県、福岡県、佐賀県、熊本県、千葉市、横浜市、京都市、大阪市、神戸市、広島市、福岡市、北九州市の一九八九年〜一九九九年の『市町村別・区別人口動態統計』。

埼玉県、千葉県、東京都、神奈川県、愛知県、大阪府、兵庫県、広島県、福岡県、熊本県、京都市、大阪市、神戸市、尼崎市、西宮市、北九州市、福岡市、久留米市、佐賀市の一九八九年〜一九九九年の『水道水質調査報告書』。

秋田県・山形県・埼玉県・千葉県・東京都・神奈川県・京都府・大阪府・兵庫県・福岡県・熊本県の一九九八年の『水質調査報告書（公共用水域及び地下水）』。

【著者紹介】
河野武平（こうの ぶへい）
1940年　京都府舞鶴市生まれ。
河川の水質と、その健康に及ぼす影響を全国的に調査。あわせて、農産物を主とした生産から流通、加工などの指導、第一次産業を基本とした地域活性化対策などの提案を行ってきた。
著書『野菜が糖尿病をひきおこす!?』（宝島社、2000年）
訳書『有機農業の栽培技術とその基礎』（共訳、薬根出版、1999年）
連絡先　FAX：075-254-3514、e-mail：fvi 1980@mb.infoweb.or.jp

水とガンの深い関係

二〇〇二年一一月一〇日　初版印刷
二〇〇二年一一月一五日　初版発行

著者　河野武平

発行者　大江正章
発行所　コモンズ
東京都新宿区下落合一−五−一〇−一〇〇二
TEL〇三（五三八六）六九七二
FAX〇三（五三八六）六九四五
振替　〇〇一一〇−五−四〇〇一二〇
info@commonsonline.co.jp
http://www.commonsonline.co.jp/

印刷・東京創文社／製本・東京美術紙工

ISBN 4-906640-57-5 C 0040

＊好評の既刊書

環境ホルモンの避け方〈シリーズ安全な暮らしを創る2〉
●天笠啓祐　本体1300円＋税

ダイオキシンの原因《もと》を断つ〈シリーズ安全な暮らしを創る3〉
●槌田博　本体1300円＋税

知って得する食べものの話〈シリーズ安全な暮らしを創る4〉
●生活クラブ連合会「生活と自治」編集委員会編　本体1300円＋税

エコ・エコ料理とごみゼロ生活〈シリーズ安全な暮らしを創る5〉
●早野久子　本体1400円＋税

遺伝子操作食品の避け方〈シリーズ安全な暮らしを創る6〉
●小若順一ほか　本体1300円＋税

危ない生命操作食品〈シリーズ安全な暮らしを創る7〉
●天笠啓祐　本体1400円＋税

自然の恵みのやさしいおやつ〈シリーズ安全な暮らしを創る8〉
●河津由美子　本体1350円＋税

食べることが楽しくなる**アトピッ子料理ガイド**〈シリーズ安全な暮らしを創る9〉
●アトピッ子地球の子ネットワーク　本体1400円＋税